Diabetes und Leistungssport

W0234280

Du **kannst** *es!*

Detlev Kraft

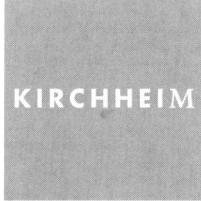

KIRCHHEIM

Die Deutsche Bibliothek - CIP-Einheitsaufnahme

Kraft, Detlev:
Diabetes und Leistungssport : Du kannst es! / Detlev Kraft. - Mainz :
Kirchheim, 1997
   ISBN 3-87409-255-0

Lektorat und Fotos: M. Heinz, G. Nuber

Autor und Verlag danken den Herren Prof. Dr. Dieter Hackfort,
München, Prof. Dr. Friedrich W. Kemmer, Berlin, und Dr. Viktor
Jörgens, Düsseldorf, sehr herzlich für ihren fachlichen Rat sowie der
Firma Lifescan für die Unterstützung des Buches.

Inhalt

Vorwort

Das Thema „Diabetes und Sport" ist seit der Entdeckung des Insulins, ja sogar schon vor diesem historischen Ereignis, in der medizinischen Forschung immer wieder unter den unterschiedlichsten Gesichtspunkten diskutiert worden. Zu Beginn der Diabetestherapie gehörte die Bewegung als fundamentaler Bestandteil der Joslin-Troika zu einem unverrückbaren Therapiepfeiler in der Behandlung dieser chronischen Stoffwechselerkrankung. Dank der Fortschritte in der Medizin - mit der Entwicklung der Blutzuckerselbstkontrolle, der Einführung der intensivierten Insulintherapie und der Insulinpumpentherapie - hat sich der Stellenwert der Bewegung innerhalb der Diabetestherapie gewandelt. Heutzutage wird der Sport glücklicherweise nicht mehr als weiteres reglementierendes Therapeutikum in festgelegten Quantitäten den Patienten verordnet, sondern die Bewegung soll den gleichen Stellenwert im Leben des Diabetikers erlangen wie bei stoffwechselgesunden Sportlern auch. Jetzt sollen die Freude an der liebgewonnenen Sportart, seiner eigenen Leistungsfähigkeit, dem dadurch gewonnenen Selbstbewußtsein und Selbstwertgefühl im Mittelpunkt des Interesses stehen sowohl bei den betreuenden Diabetologen als auch bei den diabetischen Sportlern. Doch dadurch ergeben sich auch neue Probleme: wenn der Sport nicht mehr in der Form von ständig gleichbleibender Intensität, zu festgelegten Zeiten und in einer vorgeschriebenen Dauer ausgeübt wird, wenn aus der medizinisch verordneten Bewegung plötzlich der Wunsch nach individuellen Sportarten, ja sogar extremen Dimensionen des Trainingsumfanges bis hin zum intensiven Leistungssport erwächst.

Im Bereich „Diabetes und Leistungssport" gibt es keine Rezepte, keine allgemeingültigen Prinzipien, und Diabetologen wie diabetische Sportler standen oft vor dem ungelösten Problem, Theorie und Praxis des Stoffwechselgeschehens unter diesen Extrembedingungen in Einklang zu bringen.

Bis zum heutigen Tage gab es auf der einen Seite den theoretischen Ansatz, in dem versucht wurde, fast algometrisch zu errechnen, wie der Energieverbrauch bei einer bestimmten Belastungsform in die Diabetestherapie anzupassen sei. Auf der anderen Seite schilderten diabetische Freizeit- und Leistungssportler in vielen Einzelfallstudien, wie sie versucht haben, diese Gratwanderungen in die Praxis umzusetzen. Doch oft scheiterten diese Einzelversuche daran, daß den Theoretikern die Praxis und den Praktikern das nötige theoretische Fundament fehlte.

In diesem einzigartigen Buch von Detlev Kraft finden wir beides: wissenschaftlich präzise werden hier alle Aspekte der Medizin, der Trainingslehre, der Sportphysiologie und -psychologie und der Ernährungslehre dargestellt, aber das wirklich Überragende liegt in der Kombination von Theorie und Praxis. Als jahrelanges Mitglied des deutschen Nationalmannschaftskaders, mehrfacher Deutscher-, Europa- und Weltmeister im Kickboxen auf der einen, aber auch mit dem abgeschlossenen Studium zum Diplomsportlehrer auf der anderen Seite verfügt der diabetische Top-Athlet Detlev Kraft über einen einzigartigen Wissens- und Erfahrungsschatz, die Theorie wirklich erfolgreich in die Praxis umzusetzen und dieses seinen Lesern zu vermitteln.

Als jahrelange Vorsitzende der IDAA (International Diabetic Athletes Association) bemühen wir uns seit Jahren mit vielen praktischen und theoretischen Veranstaltungen national wie international, sporttreibenden Diabetikern wie auch ihren betreuenden Ärzten und Trainern mehr Informationen über diesen doch sehr komplexen Bereich des Stoffwechselgeschehens unter körperlicher Belastung zu liefern. Jetzt kann ich persönlich allen Interessierten mit voller Überzeugung ein Buch empfehlen, das kaum noch eine Frage in diesem Spezialgebiet offenläßt. Lieber Leser, wenn Sie sich wirklich intensiv mit dem Thema „Diabetes und Sport" beschäftigen möchten dann kann dieses

Buch von Herrn Detlev Kraft zu Ihrem persönlichen Bestseller werden.

Wenn Sie danach noch Kontakt mit anderen diabetischen Freizeit- oder Leistungssportlern aufnehmen möchten oder einfach an einer Sportveranstaltung oder einem Kongreß der IDAA teilnehmen möchten, können Sie sich gerne direkt an die IDAA (1. Vorsitzende: Ulrike Thurm, Landwehrstraße 58, 80336 München, Tel./Fax: 0 89/53 15 43) wenden.

In diesem Sinne wünsche ich Ihnen viel Vergnügen bei der Lektüre dieses Buches und bei all Ihren sportlichen Vorhaben.

Ulrike Thurm
(1. Vorsitzende der IDAA, wissenschaftliche Mitarbeiterin der LMU Uniklinik München, Abt. für Innere Medizin und Diabetologie bei Prof. Dr. med. R. Landgraf)

1. Der diabetische Sportler, sein Arzt und sein Trainer

Für Klaus, einen diabetischen Spitzen-Judoka, schien die Welt unterzugehen: Er hatte gerade den Kampf gegen einen weit unterschätzten Newcomer verloren. Einsam und traurig saß er am Mattenrand.
„Worauf führst du deine Niederlage zurück?" fragte ich ihn, nachdem er sich etwas gefangen hatte. Klaus überlegte kurz.
„Auf meinen Gegner", gab er lakonisch zur Antwort.
Sechs Wochen später stand Klaus bei der Südwestdeutschen Meisterschaft ganz oben auf dem Siegertreppchen und strahlte wie ein Honigkuchenpferd.
„Und woran liegt es, daß du diesmal gewonnen hast?" gab ich mich interessiert.
„An meinem Trainer!" kam es wie aus der Pistole geschossen zurück.
„Und natürlich an meinem Arzt!"
Für beide ein großes Kompliment. Sie hatten einen sattsamen Anteil an Klaus' Sieg, und das wußte er auch zu würdigen.

Gewiß ist es so, daß jeder Rekord und jede sportliche Leistung zunächst einmal von dem betreffenden Athleten selbst erzielt wird.
Aber auf diesen Erfolg muß langfristig und zielstrebig hingearbeitet werden, und der Sportler - vor allem der diabetische Sportler - bedarf dazu fachkundiger Hilfe und Unterstützung durch ein eingespieltes Team, in dem der Trainer und der Arzt die Schlüsselpositionen übernehmen.

Fachkundig und eingespielt, so soll es sein... und genau so ist es zumeist nicht. Ich habe eine Vielzahl von Ärzten kennengelernt, die diabetische Sportler betreuten; zum Teil hervorragende Diabetologen und auf ihrem Fachgebiet unschlagbar, aber ohne die geringsten Grundkenntnisse im Sport. Mit Begriffen wie Belastungsintensität, Grundlagenausdauer oder Vergrößerung der Glykogendepots wußten sie ebensowenig anzufangen wie fast alle Spitzentrainer mit Ausdrücken wie Typ-I-Diabetes, Nierenschwelle und Lipolyse. Was indes beide Seiten nicht davon abhielt, sich Ratschläge auf dem für sie fremden Fachgebiet anzumaßen, über die ich nur den Kopf schütteln konnte. Auf die Idee, sich zumindest ein Basiswissen auf diesem Gebiet anzueignen oder mit einem entsprechenden Spezialisten zu kooperieren, kamen leider nur die wenigsten.

Eine sportliche Höchstleistung ist auch immer eine körperliche Höchstleistung, setzt also neben einer entsprechenden sportartspezifischen Vorbereitung eine blendende Gesundheit voraus. Der Fachmann hierfür ist zweifelsohne der Arzt.

Andererseits beeinflußt jede körperliche Tätigkeit auch das Wohlbefinden, und deshalb ist ein Zusammenarbeiten von Trainer, Arzt und Sportler unerläßlich. Der Arzt muß sich das Wissen des Trainers zunutze machen, und der Betreuer eines diabetischen Sportlers muß über dessen Erkrankung genauestens Bescheid wissen - nur dann können beide die Behandlung und den Trainingsprozeß ihres Schützlings so lancieren, daß ein Optimum dabei herauskommt. Einen sportlichen Erfolg (oder Mißerfolg!) erreicht der Athlet - aber sein Trainer und sein Arzt führen ihn dorthin, und das sollten sie sinnvollerweise gemeinsam tun. Genügen sie ihren Anforderungen nicht, müssen auch alle Anstrengungen ihres Sportlers bzw. Patienten erfolglos bleiben. Die Niederlage des Athleten ist denn auch immer eine Niederlage seines Trainers und seines Arztes.

Ideale Kombination: Diabetologe und Sportarzt

Als diabetischer Sportler, insbesondere als diabetischer Leistungssportler, brauchen Sie die Unterstützung eines diabetes- und sporterfahrenen Arztes, und damit meine ich einen, der auch wirklich über dieses Fachwissen verfügt und es nicht nur von sich behauptet. Ein Diabetologe, der zugleich Sportarzt ist, oder ein Sportarzt, der zugleich Diabetologe ist - läßt sich so etwas überhaupt finden? Es läßt sich, auch wenn es auf den ersten Blick unmöglich erscheint. Am einfachsten dürfte die Suche nach einem Sportarzt sein. „Sportarzt" ist eine geschützte Bezeichnung, die nur ein Arzt mit einer entsprechenden Zusatzausbildung führen darf. In dieser Zusatzausbildung wird ihm ein Grundwissen in Sachen Sport vermittelt; zumindest in allgemeinen Dingen dürfte er sich auskennen. Fachkenntnisse, die ihm zu Ihrer Spezialsportart fehlen, muß er sich aneignen - etwa, indem Sie oder Ihr Trainer ihn aufklären.

Jeder Arzt kann Ihnen sagen, welcher seiner Kollegen die Bezeichnung „Sportarzt" führt; auch Ihr Trainer kann Ihnen insoweit weiterhelfen, und die Krankenkassen und die kassenärztliche Vereinigung wissen es auf jeden Fall.

Die Rufnummer eines Arztes, der sich mit den Besonderheiten Ihrer Spezialdisziplin auskennt, erhalten Sie auch vom jeweiligen Sport-Landesverband. (Fragen Sie Ihren Trainer oder Vereinsvorsitzenden nach der Anschrift!) Mit einem solchen Sportarzt müssen Sie nun abklären, ob sein Fachwissen in puncto Diabetes ausreicht, um Sie zufriedenstellend zu behandeln. Scheuen Sie sich nicht, ihm einige Fragen zu stellen, die nur ein diabeteserfahrener Arzt beantworten kann. Betreut er Patienten, die mit einer intensivierten oder funktionellen Insulintherapie behandelt werden? Ist er willens, sich fehlende Kenntnisse anzueignen? Die einzelnen Kapitel in diesem Buch und das Literaturverzeichnis helfen ihm sicherlich weiter.

Die andere Möglichkeit, einen diabetes- und sporterfahrenen Arzt aufzuspüren, besteht darin, daß Sie sich einem Diabetologen, einem Spezialisten für die Diabetesbehandlung, anvertrauen. Dieser Diabetologe, so versiert er auch sein mag, nutzt Ihnen allerdings nur dann etwas, wenn er bereit ist, sich in Fragen des Sports kundig zu machen. Auch dabei können ihm die einzelnen Kapitel dieses Buches weiterhelfen, das Literaturverzeichnis, vor allem aber das Gespräch mit Ihnen und mit Ihrem Trainer.

„Diabetologe" ist (noch) keine geschützte Bezeichnung, und genau darin liegt für viele hilfesuchende Patienten das Dilemma. Wie kann man als Laie abschätzen, ob man es wirklich mit einem Fachmann zu tun hat? Auch hier hilft zunächst einmal fragen: Wie viele Diabetiker betreut Ihr Gegenüber, wie - mit welcher Therapieform - werden sie behandelt usw. Sagen Sie dem Arzt klipp und klar, was Sie von ihm erwarten, und klären Sie ab, inwieweit er Ihnen weiterhelfen kann und will. Auch wenn es noch keinen Facharzt für Diabetologie gibt, läßt sich ein solcher Sachkenner finden: Die nächstgelegene Diabetesklinik oder Diabetesambulanz hilft Ihnen gerne weiter; Ihre Krankenkasse nennt Ihnen deren Anschrift.

Außerdem könnten Sie sich an den jeweiligen Landesverband des Deutschen Diabetiker-Bundes e. V. (Postanschrift: Danziger Weg 1, 58511 Lüdenscheid) wenden und um die Anschrift einer diabetologischen Fachpraxis in der Nähe Ihres Wohnortes bitten.

Haben Sie endlich einen versierten Arzt gefunden, sollten Sie ihm die folgenden Punkte besonders ans Herz legen:

1. Sie müssen wissen, welchen Stellenwert der Sport im Leben Ihres Patienten einnimmt, und sollten diese seine Entscheidung akzeptieren.

2. Sie können Ihren Patienten nur dann zufriedenstellend beraten, wenn Sie über Art und Umfang seiner Trainings- und Wettkampfbelastung informiert sind.
   Bitten Sie den Patienten, Ihnen seine Trainingspläne und den Wettkampfkalender minuziös zu erklären!
   Sollten Ihnen die einzelnen Trainingsinhalte und vor allem deren Auswirkungen auf die diabetische Stoffwechsellage unbekannt sein, schlagen Sie bitte die entsprechenden Kapitel in diesem Buch nach!

3. Sprechen Sie mit Ihrem Patienten und mit seinem Trainer, wenn Sie Bedenken gegen die Trainingsgestaltung haben oder Änderungen für angezeigt halten!

Ebenso schwierig wie die Suche nach dem geeigneten Arzt kann die Suche nach dem richtigen Trainer und nach guten Trainingsmöglichkeiten sein.

Hierzu erhalten Sie vom Sportamt Ihrer Gemeinde-, Kreis- oder Stadtverwaltung erste Informationen. Ein Blick ins Telefonbuch oder Branchenfernsprechbuch verrät Ihnen, welche kommerziellen Sportinstitute es am Ort gibt. Lohnenswert ist auch immer ein Anruf beim Sportredakteur der Lokalzeitung: Er kann Ihnen nicht nur in Fragen des Sportangebotes weiterhelfen, sondern auch Auskünfte über den

Trainer, die Wettkampferfolge und die Nachwuchsarbeit eines Vereins geben. Fragen Sie Ihren Arzt oder Sportarzt oder Ihre Krankenkasse nach einer Empfehlung, wenn das Training medizinisch oder therapeutisch ausgerichtet sein soll. Inzwischen bieten zahlreiche, den Landessportbünden angeschlossene Sportvereine eigene Diabetikersportgruppen an, die von speziell ausgebildeten Übungsleitern geführt werden.

Über den Landessportbund (LSB) Ihres Bundeslandes erfahren Sie, ob und welche Diabetikersportgruppen in Ihrer Region angeboten werden; die Adressen der Landessportverbände nennt Ihnen der Deutsche Sportbund (DSB) in Frankfurt am Main (Telefon 0 69/67 00-0). Auch die Landesverbände des Deutschen Diabetiker-Bundes können weiterhelfen.

Möchten Sie sich dem Leistungssport verschreiben, kann Ihnen der Landessportbund oder der jeweilige Sport-Landesverband (jeder Vorsitzende eines Sportvereins und jeder Sportredakteur kennt die Anschriften) entsprechende Trainingsmöglichkeiten und Trainer nennen.

Keine Sonderstellung für Diabetiker

Von einem guten Trainer dürfen Sie mehr erwarten, als daß er Ihnen einige Übungen zeigt und Sie zu immer neuen Rekorden antreibt. Zunächst einmal sollten Sie sich seine Trainingsgestaltung und die Trainingsmöglichkeiten, die er Ihnen anbietet, recht genau anschauen. Kommen Sie mit seinem Führungsstil zurecht? Unterfordert er seine Sportler, verlangt er ihnen das Letzte ab, oder ist er in seinen Ansprüchen variabel? Passen Sie in seine Sportgruppe, werden Sie sich im Kreis der Teamkollegen wohlfühlen? Sind Sie mit der Geräteausstattung, den Trainingszeiten, den Hallen- und Platzverhältnissen zufrieden? Fragen Sie den Trainer getrost nach seiner Ausbildung, vor allem aber nach seiner Erfahrung, nach seinen Trainer- und vielleicht auch nach seinen eigenen Wettkampferfolgen. Fragen Sie ihn auch danach, ob er sich eher als Leistungs- oder als Freizeitsporttrainer versteht. Ist er bereit, auf Sie als Diabetiker einzugehen, Ihre Trainingsziele zu unterstützen und sich die entsprechenden Kenntnisse in bezug auf den Diabetes anzueignen? Kann er einige fachliche oder auch nichtfachliche Fragen, die Sie an ihn richten, zufriedenstellend beantworten? Wenn ja, sind Sie bei ihm in guten Händen!

Ebenso wie Ihr Arzt sollte sich auch Ihr Trainer über einige besonders wichtige Punkte im klaren sein:
1. Ein Diabetiker ist ebenso belastbar und leistungsfähig wie jeder andere Sportler auch. Sie brauchen ihn in Training und Wettkampf nicht zu schonen; eine Sonderstellung im Sportteam ist nicht angezeigt.
2. Die körperliche und damit sportliche Leistungsfähigkeit eines Diabetikers hängt wesentlich von seiner Stoffwechsellage ab. Um abschätzen zu können, inwieweit sich Sport und Diabetes gegenseitig beeinflussen, sollten auch Sie eingehend über den Diabetes mellitus informiert sein. Die entsprechenden Kapitel in diesem Buch helfen Ihnen hierbei weiter.
3. Die wichtigste Stoffwechselstörung, mit der Sie als Trainer eines Diabetikers konfrontiert werden können, ist die Unterzuckerung (Hypoglykämie).
Vor allem während und nach körperlichen Belastungen kann der Blutzuckerspiegel so tief absinken, daß es zu einer Unterzuckerung kommt. Zu ihrer Behandlung muß es dem Sportler jederzeit möglich sein, das Training zu unterbrechen und etwas Zuckerhaltiges zu essen oder zu trinken.

Unterzuckerungen machen sich fast immer durch einige typische Anzeichen bemerkbar, die der Diabetiker auch selbst rechtzeitig erkennt. In seltenen Fällen kann es jedoch vorkommen, daß Ihr Sportler eine Hypoglykämie selbst nicht wahrnimmt. Dann ist Ihre Hilfe erforderlich. Um Ihrem Schützling in einem solchen Fall helfen zu können,
■ sollten Sie sich von ihm die typischen Warnzeichen einer Unterzuckerung beschreiben lassen,
■ sollten Sie mit ihm abklären, wie Sie in einem solchen Fall reagieren und ihn ansprechen sollten,
■ sollten Sie wissen, wo Traubenzucker oder andere geeignete Nahrungsmittel zur Behandlung einer Unterzuckerung aufbewahrt werden,

- sollten Sie ihm in dem (sehr seltenen) Fall einer schweren Unterzuckerung das gegensteuernde Hormon Glukagon injizieren können. Lassen Sie sich von Ihrem Sportler zeigen, wo er seine Glukagonspritze aufbewahrt und wie sie gebraucht wird.
- Die Rufnummer des Notarztes und der Angehörigen sollten Sie stets zur Hand haben.

4. Ihr Sportler muß vorher genau wissen, welche Belastungen (wie lange? wie intensiv?) im Training auf ihn zukommen. Nach diesen Informationen bemißt er die Einnahme seiner Medikamente. Es darf deshalb keine unvorhergesehenen, spontanen Änderungen in seinem Trainingsplan (z. B. ein hochintensives Ausdauertraining anstelle der angekündigten leichten Lockerungsgymnastik) geben. Andernfalls besteht die Gefahr schwerster gesundheitlicher Schädigungen!

Bindeglied zwischen Mediziner und Coach

Soviel fürs erste zur Rolle des Arztes und des Trainers. Nun aber zu Ihnen, zu dem diabetischen Sportler oder Leistungssportler selbst. Welche Aufgabe übernehmen eigentlich Sie in dem Dreierteam aus Arzt, Trainer und Sportler?

Als Athlet und Patient stehen Sie, stehen Ihre Interessen im Mittelpunkt der gemeinsamen Bemühungen - nicht die des Arztes, auch nicht die des Trainers oder des Sportvereins. In aller Regel sind Sie das Bindeglied, leider auch oft der Prellbock zwischen dem Mediziner und dem Coach: Sie müssen jeweils den einen über die Ratschläge des anderen informieren und sich nicht selten sagen lassen, daß der sowieso keine Ahnung habe. Aus dieser Zwickmühle finden Sie nur heraus, wenn Sie von beiden, vom Arzt wie vom Trainer, möglichst unabhängig sind: Sie brauchen ein fundiertes Fachwissen bezüglich Ihres Diabetes und bezüglich des Sports, um jederzeit mitreden und auch eigene, sinnvolle Entscheidungen treffen zu können. Denn eines sollten Sie nie vergessen:

Trainer und Arzt beraten und führen den Athleten, aber mehr auch nicht!

Im Trainingsprozeß nimmt der Trainer, in der Diabetestherapie der Arzt die beratende oder steuernde Funktion ein und Sie als Sportler und Diabetiker die jeweils beratene oder gesteuerte Rolle. Aber den Löwenanteil Ihrer Trainingsgestaltung und Ihrer Diabetesbehandlung tragen Sie selbst! Welcher Ihrer beiden Berater, Trainer und Arzt, den führenden Part übernimmt und wer als Assistent des anderen fungiert, bestimmen nur Sie und sonst niemand! Was ist Ihnen wichtiger, Sport oder Diabetes? Beides läßt sich zwar oft, aber leider nicht immer unter einen Hut bringen, und wenn es einmal nicht paßt, dann müssen Sie sich entscheiden. Sofern Sie sich zu den „Berufsdiabetikern" zählen, die nur für ihren Diabetes leben, ihn bei jeder Entscheidung an die erste Stelle setzen und ihm alles unterordnen, werden Sie ganz andere Schwerpunkte setzen als etwa ein Leistungssportler, der seinerseits nur für den Sport lebt und sich für das Ziel, den Deutschen oder den Weltmeistertitel zu erringen, zerreißen läßt. Jeder hat nun einmal seine eigenen Ziele, auch Sie, und Ihr Arzt und Ihr Betreuer haben das zu akzeptieren! Sollte Ihr Trainer nicht dazu bereit sein, wird es für Sie Zeit, den Sportverein zu wechseln. Und wenn Ihr Arzt keine anderen Götter neben sich duldet, sollten Sie einmal darüber nachdenken, ob Sie seiner Praxis nicht besser den Rücken zukehren. Maßgeblich ist allein Ihre Sicht der Dinge, und an Ihrer individuellen Rangliste liegt es, ob sich der Arzt am Trainer oder der Trainer am Arzt orientieren muß.

Wie kann dieses Sich-aneinander-Orientieren nun in der Praxis aussehen?

Beispielsweise so, daß der Trainer den Arzt darüber informiert, daß der Trainingsplan so oder so umgestellt werden muß, daß eine Verringerung der Trainingsdauer und eine Intensitätssteigerung anstehen, welche Belastungshöhe der Sportler zu erbringen hat usw. Ich selbst gab meinen Cracks immer konkrete Trainingspläne und auch gleich einige Alternativen dazu mit, die sie ihrem Arzt vorlegten und erklärten, und der gab dann seine Stellungnahme ab.

Für einen Sportler, der seine Ausdauerleistung steigern will, können solche Trainingspläne folgendermaßen aussehen:

1. Wechseltraining auf dem Fahrradergometer:

- 5 Minuten Aufwärmen mit einer Belastung von 1 - 1,5 Watt pro kg Körpergewicht,
- 10 Minuten Belastungstraining mit einer Belastung von 2,5 Watt pro kg Körpergewicht; sie soll im Laufe der nächsten sechs Wochen bis auf 3,5 W/kgKG gesteigert werden. Am Ende dieser zehnminütigen Belastungseinheit liegt die Pulsfrequenz bei ca. 180 Schlägen pro Minute,
- 5 Minuten aktive Erholung. Die Belastung wird auf 1,5 (später 2) W/kgKG zurückgenommen; hierdurch sinkt die Pulsfrequenz auf ca. 130 Schläge pro Minute,
- 10 Minuten Belastungstraining wie vor,
- 5 - 10 Minuten Ausfahren mit fallender Belastung, bis wieder Pulswerte unter 100 Hf/min erreicht werden.

Die Gesamttrainingsdauer beträgt 35 bis 40 Minuten; das Training wird dreimal wöchentlich (Montag, Mittwoch, Freitag) absolviert.

Alternativ dazu:

2. Stufentraining auf dem Fahrradergometer:

- 5 Minuten Aufwärmen mit einer Belastung von 1 W/kgKG,
- 5 Minuten Belastungstraining mit 3 W/kgKG,
- 5 Minuten Belastungstraining mit 2 W/kgKG,
- Belastungstraining mit 4 W/kgKG: Begonnen wird mit einem Zwei-Minuten-Intervall, das im Laufe der nächsten sechs Wochen bis auf mindestens 5 Minuten gesteigert werden soll. Am Ende dieses Belastungsintervalls wird eine Pulsfrequenz von ca. 180 Hf/min erreicht.
- 5 Minuten Belastungstraining mit 2 W/kgKG,
- 5 Minuten Belastungstraining mit 3 W/kgKG,
- 5 Minuten Ausfahren mit 1 W/kgKG.

Die Trainingsdauer beträgt ca. 35 Minuten; trainiert wird dreimal wöchentlich (montags, mittwochs, freitags).

Eine dritte Alternative:

3. Mittleres Dauertraining auf dem Fahrradergometer:

- 5 Minuten Aufwärmen mit einer Belastung von 1 W/kgKG,

- 30 Minuten Belastungstraining mit 2 W/kgKG. Im Laufe der nächsten sechs Wochen soll die Belastung auf 2,5 - 3 W/kgKG erhöht werden; die Pulsfrequenz liegt konstant bei 140 Hf/min.

- 5 bis 10 Minuten Ausfahren mit fallender Belastung, bis Pulswerte unter 100 Hf/min erreicht werden.

Die Trainingsdauer beträgt 40 bis 45 Minuten; das Training wird viermal pro Woche (Montag, Dienstag, Donnerstag, Freitag) absolviert.

Aus solchen Trainingsplänen konnte der Arzt konkret ersehen, was ich seinem Patienten abverlangte. Falls nötig, besprach er die Einzelheiten mit mir am Telefon. Dem Trainer sei ins Gebetbuch geschrieben, daß die meisten Ärzte zu einer solchen Zusammenarbeit gerne bereit sind, wenn sie erkennen, daß man ihnen ein gewisses Mitspracherecht einräumt. Der Arzt wiederum kann dem Trainer mitteilen, welche Trainingsziele er für wichtig hält (z. B. Gewichtsabnahme, Herz- und Kreislauftraining), welche Belastungsintensität und -dauer ihm noch angeraten oder nicht angeraten erscheinen, auf welche Punkte besonders geachtet werden muß (z. B. auf den Blutdruck), ob die Gabe leistungssteigernder Medikamente vertretbar ist usw. Als Sportler sollten Sie es dankbar aufnehmen, wenn Ihnen der Arzt nicht nur rät, das Training einzuschränken oder umzugestalten, sondern auch gleich eine konkrete Empfehlung dazu parat hat... und sich die Zeit nimmt, Ihnen das Warum und Weshalb zu erklären.
Sie drei, Sportler, Trainer und Arzt, ziehen zusammen an einem Strang... und zwar hoffentlich in dieselbe Richtung! Nur so kann eine Glanzleistung dabei herauskommen. Das nötige Hintergrundwissen möchte ich Ihnen im folgenden vermitteln.

Das erwartet man von einem guten Trainer:

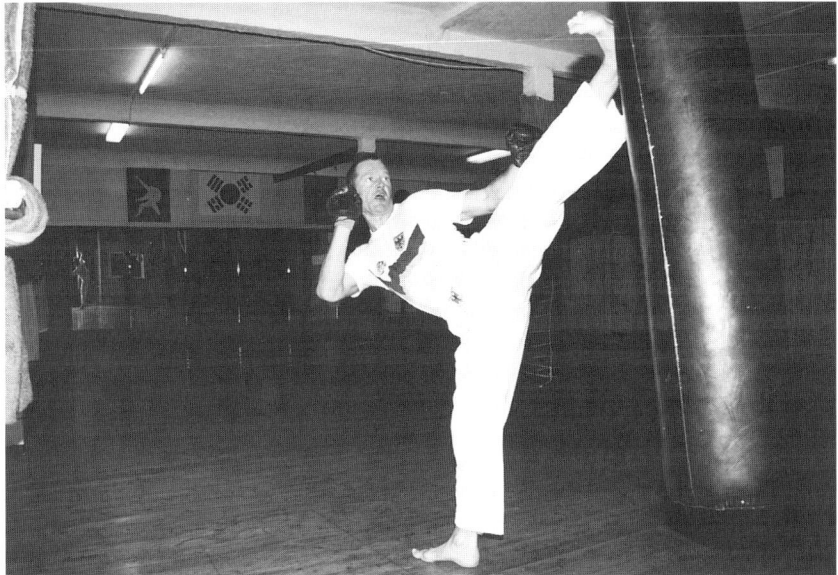

Mustergültig vormachen und erklären können,
nachmachen lassen, falls nötig korrigieren...

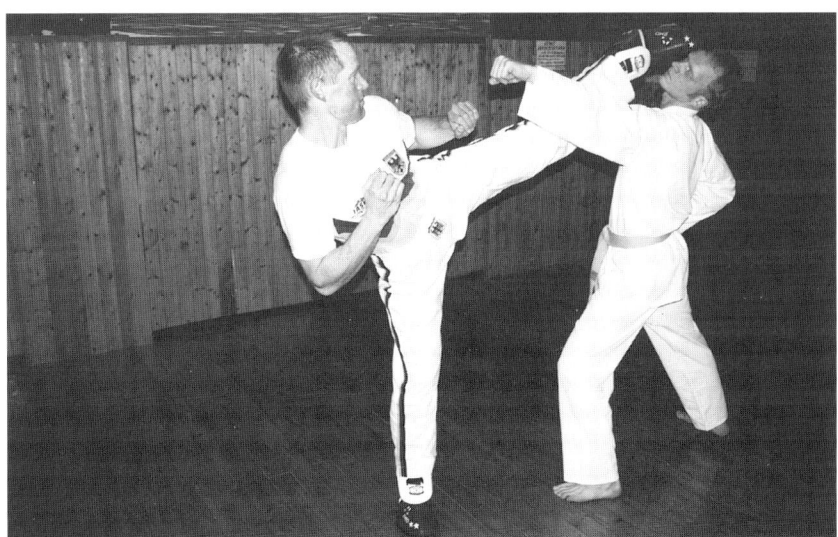

... und beim Wettkampf aufpassen, daß es auch klappt!

2. Diabetes - was ist das?

„Ich versteh' nicht, wieso du immer solche Fisimatenten wegen deinem Zucker machen mußt", moserte Heinz, als ich in einer Wettkampfpause mit meinem Blutzuckermeßgerät herumhantierte. „Als ob das alles nötig wäre! Spielereien! Also wenn du bei mir trainiertest, gäb's das nicht!"

Ich schob den Teststreifen in mein Blutzuckermeßgerät und lächelte Heinz mitleidig an. „Die Annette, die bei dir trainiert, hat doch auch Zucker! Kümmerst du dich denn nicht darum, wie sie das mit dem Training unter einen Hut bringt?"

Heinz beäugte das Reflektometer so mißtrauisch, als fürchtete er, es könne explodieren. „Was ist denn das? LifeScan? Sag bloß, du sprichst jetzt für irgend so 'ne Sportschau auf Sendung?" Es kostete mich einige Mühe, nicht laut loszulachen. „Nein, Heinz. Das hier ist mein Blutzuckermeßgerät. Schau mal, ich brauche nur einen winzigen Blutstropfen auf diesen Teststreifen zu geben, und nach 45 Sekunden zeigt das Gerät schon meinen genauen Blutzuckerwert an. Und nicht nur das, es speichert sogar die letzten 250 Werte samt Datum und Uhrzeit, damit ich sie abends in Ruhe notieren und mit meinem Arzt bereden kann. Dufte, was?"

„Das geht mich nichts an! Ich bin für's Training zuständig und nicht für eure Wehwehchen!"

„Aber Heinz! Das hängt doch alles aneinander! Das Training wirkt sich gewaltig auf den Zucker aus, und umgekehrt hängt es vom Zukker ab, welche Leistung einer bringen kann! Hat Annette dir das nicht mal im einzelnen erklärt?"

„Nö. Bin doch nicht euer Arzt."

Das Meßgerät piepte. Ich nahm die Verschlußkappe von meinem Pen, kniff eine Hautfalte am Bauch zusammen und drückte mir drei Einheiten Alt. Heinz schraubte die Franzbranntweinflasche zu und sperrte Mund und Nase auf. Der Stadionlautsprecher rief die Kampfrichter zur Wettkampfleitung.

„Sag mal, kannst du der Annette denn überhaupt helfen, wenn im Training oder auf'm Turnier mal was passiert?"

„Passiert? Was soll denn da groß passieren? Ihr dürft halt nicht so viel Süßigkeiten essen, dann passiert auch nichts!" Darauf war nichts mehr zu sagen. Heinz hatte vom Diabetes nicht die geringste Ahnung, obwohl er alles hätte wissen müssen, was das Training seiner Schützlinge auch nur am Rande berührte. Er leitete nämlich nicht nur einen großen Sportverein, dessen Aushängeschild Annette war, sondern betreute auch als Bundestrainer die deutsche Nationalmannschaft, der ich angehörte. Diese kleine Episode am Rande eines Länderkampfes zeigt, wie dürftig das Wissen um den Diabetes mellitus, so seine korrekte Bezeichnung, selbst bei Spitzentrainern ist, die diabetische Leistungssportler betreuen.

Grundkenntnisse aneignen

Es ist nicht mein Anliegen, hier eine tiefgreifende Diabetikerschulung zu geben. Aber solange der Diabetes für den Trainer und Betreuer eines Diabetespatienten oder gar für den betroffenen Athleten selbst ein Buch mit sieben Siegeln ist, muß alle Trainings- und Wettkampfplanung zwangsläufig hinter ihren Möglichkeiten zurückbleiben. Ohne gewisse Grundkenntnisse geht es - leider - nicht. Um die zu vermitteln, muß ich zunächst auf den Kohlenhydratstoffwechsel eingehen. Die mit der Nahrung aufgenommenen Kohlenhydrate werden im Verdauungsprozeß zu Glukose (Traubenzucker) abgebaut. Die Glukose gelangt über die Darmwand ins Blut, und der Blutzuckerspiegel steigt an. Er liegt beim Stoffwechselgesunden in einem Bereich zwischen ca. 60 und ca. 110 mg/dl. Die Glukose fließt vom Blut in die (Muskel-) Zelle und steht dort als Energiespender zur Verfügung. Dieses Abfließen ist nur möglich, wenn im Blut Insulin vorhanden ist, ein Hormon der Bauchspeicheldrüse. Fehlt Insulin oder wirkt es nicht ausreichend, steigt der Blutzuckerspiegel über das „normale" Maß an und mündet schließlich in das lebensbedrohende diabetische Koma. Der Diabetes mellitus (die Zuckerkrankheit) ist ein chronisches Leiden und kann nach derzeitigem Kenntnisstand nicht geheilt, aber behandelt werden. Welche Behandlungsform im Einzelfall angebracht ist, richtet sich danach, welche Art Zuckerkrankheit vorliegt. Diabetes und Diabetes ist keineswegs dasselbe; wir unterteilen in zwei große Kategorien: den Typ-I-Diabetes und den Typ-II-Diabetes.

Der Typ-I-Diabetes ist durch einen absoluten Insulinmangel gekennzeichnet; nach heutiger Erkenntnis handelt es sich hierbei um eine Autoimmunerkrankung, bei der die insulinproduzierenden Zellen der Bauchspeicheldrüse zerstört worden sind. Er manifestiert sich in aller Regel vor dem 30. Lebensjahr, nicht selten schon in der Kindheit oder Jugend. Dagegen verfügt der Typ-II-Diabetiker durchaus noch über eine körpereigene Insulinproduktion - nur reicht die nicht aus, um die durch einen zu hohen Körperfettgehalt bedingte überhöhte Körpermasse angemessen zu versorgen. Der Typ-II-Diabetes ist somit eine ernährungsbedingte oder Wohlstandserkrankung. Er tritt zumeist erst in der zweiten Lebenshälfte (nach dem 40. Lebensjahr) auf. Beim Typ-I-Diabetiker ist die Insulinbehandlung unverzichtbar; er muß körperfremdes Insulin zuführen. Da der blutzuckersenkende Effekt der verschiedenen Insulinpräparate nur einige Stunden anhält, hat es der Patient in bestimmten zeitlichen Abständen immer wieder neu zu injizieren. Hierzu stehen dem insulinpflichtigen Diabetiker mehrere Therapieformen offen:

Bei der konventionellen Insulintherapie injiziert er ein- bis zweimal täglich ein Verzögerungs- oder Kombinationsinsulin, d. h. ein Insulinpräparat mit einer langanhaltenden (10 bis 24 Stunden) Wirkungsdauer. Seine Lebensführung muß der Patient dem Wirkungsverlauf des langwirkenden Insulins anpassen; um die Höhe seines Blutzuckerspiegels in halbwegs vernünftigen Grenzen zu halten, ist er zu einer gleichförmigen, wenig flexiblen Lebensweise „nach Stundenplan" gezwungen: Er muß Mahlzeiten mit einem vorbestimmten Nährstoff- und Kohlenhydratgehalt zur stets gleichen Uhrzeit verzehren, muß eine stets gleich intensive körperliche Tätigkeit zur immer gleichen Uhrzeit erbringen (z. B. einen Abendspaziergang) oder bleiben lassen usw. Spontanen Änderungen im Tagesablauf läßt diese Therapieform wenig Raum; eine unvorhergesehene, längere Radtour bei schönem Wetter sollten Sie bleibenlassen.

Die intensivierte Insulintherapie sieht dagegen ein systematisches Anpassen der Insulindosierung an den aktuellen Blutzuckerwert, die Nahrungsaufnahme und eine beabsichtigte körperliche Aktivität vor: Der Diabetiker kontrolliert und korrigiert seinen Blutzuckerspiegel engmaschig und kann so eher eine normnahe, ausgeglichene Stoffwechsellage erreichen. In der Regel finden vier bis acht Blutzuckertests und Insulininjektionen mit Dosisanpassung statt. In seiner Lebensführung genießt der intensiviert behandelte Patient somit eine größere Flexibilität als der konventionell behandelte, und auf Änderungen im geplanten Tagesablauf kann er spontan reagieren. Als intensiviert behandelten Diabetiker dürfte Sie die Radtour vor keine Probleme stellen. Sie müssen allerdings zu häufigen Selbstkontrollen und Insulininjektionen bereit und vor allem bestens geschult sein, wenn Sie diese Behandlungsform anwenden wollen.

Die funktionelle Insulintherapie (FIT) stellt noch eine Weiterentwicklung der intensivierten Therapie dar: Der mahlzeitenunabhängige Insulin-Grundbedarf wird durch ein Verzögerungsinsulin abgedeckt, und durch zusätzliche Gaben von schnellwirkendem Alt- oder Normalinsulin gleicht der Patient den Kohlenhydratgehalt seiner Mahlzeiten aus und korrigiert - falls erforderlich - einen erhöhten Blutzuckerwert. Diese Behandlungsform billigt ihm vor allem eine sehr liberale Diätführung zu: Er kann eine Mahlzeit zeitlich verschieben, er kann sie ganz ausfallen lassen, er kann sie nach Belieben auch mehr oder weniger nährstoffreich gestalten. Diese Behandlungsform steht nicht nur Ihrer spontanen Radtour nicht im Wege, sondern auch nicht der Limonade und dem Stück Kuchen in einem Ausflugslokal.

Bei der Pumpenbehandlung (CSII = kontinuierliche subkutane Insulin-Injektion) wird von einer am Körper getragenen Insulinpumpe sofort wirkendes Altinsulin über einen Katheter ins Bauchfettgewebe gegeben, und zwar ständig und in kleinen Dosen (z. B. alle drei Minuten eine Zehnteleinheit). Dadurch wird die Funktion der Bauchspeicheldrüse eines Stoffwechselgesunden weitgehend imitiert. Vor den Mahlzeiten oder auch zur Korrektur überhoher Blutzuckerwerte wird durch Knopfdruck ein entsprechender Insulinbolus gegeben; bei herabgesetztem Insulinbedarf (z. B. während des Sports) kann die Insulinzufuhr verringert oder auch abgestellt werden. Wenn Sie diese Behandlungsform nutzen wollen, müssen Sie bereit sein, die Pumpe 24 Stunden täglich am Körper zu tragen. Sie können sie für kurze Zeit, etwa zum Duschen oder während eines höchstens zweistündigen Trainings, abnehmen, nicht aber über mehrere Stunden. Bei der ganztägigen Radtour oder während des Nachmittags am Badestrand sollte sie also dranbleiben.

Bei allen Therapieformen dürfen Sie zweierlei niemals vergessen:

1. Ein gewisser Mindest-Insulinbedarf besteht auch ohne ein Kohlenhydrat-Gegengewicht immer, um die Körperfunktionen aufrechtzuerhalten. Völlig auf Insulin verzichtet werden kann also nicht!
2. Das Korrigieren unerwünschter Blutzuckerwerte gehört zu den wichtigsten Fähigkeiten, ohne die eine Diabetestherapie nicht gelingen kann. Alle Korrekturregeln müssen aber berücksichtigen, daß ein und derselbe Blutzuckerwert durchaus unterschiedliche Insulin- oder Kohlenhydratkorrekturen erforderlich machen kann. Die Insulinempfindlichkeit des Körpers ist nämlich keinesfalls konstant, sondern kann sich aus mehreren Gründen ändern. Solche Veränderungen treten insbesondere auf

- durch den Tagesrhythmus und Abweichungen davon,
- durch Stoffwechselentgleisungen (bei extremem Überzucker reagiert der Organismus ganz anders auf Insulin oder Kohlenhydrate als etwa bei Unterzuckerwerten),
- durch fieberhafte Erkrankungen,
- während und nach (!) körperlicher Aktivität, z. B. Sport.

Insbesondere der Wirkungseintritt des Insulins erfolgt unter körperlicher Belastung schneller.

- Die Insulinwirkung hängt weiter ab von der Höhe des Insulinspiegels im Blut und schließlich noch
- von der Tageszeit (eine Einheit Insulin zeitigt morgens eine ganz andere Blutzuckersenkung als etwa am Nachmittag oder in der Nacht).

Diese Punkte gilt es auch im Umkehrschluß zu beachten, wenn wir etwa einen zu niedrigen Blutzuckerspiegel durch den Verzehr von Kohlenhydraten anheben wollen. Ebenso muß ihnen die körperliche Beanspruchung Rechnung tragen: Sport senkt den Blutzuckerspiegel in der Mittagszeit viel stärker als etwa am frühen Morgen; zur Zeit des Wirkungsmaximums einer zuvor injizierten Insulindosis verursacht die Radtour einen wesentlich stärkeren Blutzuckerrückgang als einige Stunden später, wenn die Insulinwirkung bereits am Ausklingen ist.

Kommt für den Typ-I-Diabetiker nur die Insulinbehandlung in Frage, so greifen beim Typ-II-Patienten durchaus verschiedene Behandlungsformen. Ihre Auswahl richtet sich danach, inwieweit die körpereigene Insulinproduktion noch ausreicht.

Diät, Bewegung und ... Medikamente

Die Normalisierung des Körpergewichts ist für Sie als Typ-II-Diabetiker unumgänglich und reicht oftmals schon aus, um den Stoffwechsel zu normalisieren. Eine kalorisch niedrige Kost (also nicht nur weniger Kohlenhydrate!) und natürlich auch körperliche Betätigung helfen Ihnen hierbei weiter.
Reicht die körpereigene Insulinproduktion trotz Diät und Bewegung nicht mehr aus, so muß eine medikamentöse Behandlung einsetzen. An erster Stelle stehen hierbei die Sulfonylharnstoffe, welche oral (in Tablettenform) appliziert werden. Sie regen die Bauchspeicheldrüse zu einer verstärkten und somit ausreichenden Insulinproduktion an. Ebenfalls oral appliziert werden Acarbose und Biguanide, welche die Resorption der Kohlenhydrate im Darm verzögern bzw. den Transport der Kohlenhydrate aus dem Darm in die Blutbahn hemmen, so daß der Blutzuckerspiegel langsamer ansteigt. Einen zu hohen Blutzuckerspiegel senken können diese Substanzen allerdings nicht!

Erst wenn trotz dieser Behandlungsformen keine ausreichende körpereigene Insulinproduktion mehr gegeben ist, kommt auch beim Typ-II-Diabetiker die Insulintherapie zum Tragen.

Körperliche Betätigung ist immer als ein wesentlicher Teil der Diabetesbehandlung zu sehen, sie kann eine der vorgenannten Therapieformen aber niemals vollständig ersetzen. Muskelarbeit wirkt nämlich nur dann blutzuckersenkend, wenn eine gewisse Insulinwirkung gegeben ist, welche Glukose aus dem Blut in die Muskelzelle abfließen läßt. Nur beim medikamentös behandelten Diabetiker ist es möglich, daß ein Insulinüberschuß den Blutzuckerspiegel bis unter den Normalwert (60 mg/dl) absenkt. Es kommt zu einer Hypoglykämie (Unterzuckerung). Sie kann sich an einer ganzen Reihe von Symptomen zeigen, so z. B. Zittern, Schwitzen, Frieren, Herzklopfen, Müdigkeit, Schwindel, Kopfschmerzen, Sehstörungen, Schwächegefühl, Heißhunger, Gleichgewichtsstörungen, taube Lippen, kalte Hände und Füße, Unruhe, Nervosität, nachlassende Konzentrationsfähigkeit, Orientierungslosigkeit, Unsicherheit und Angst. Insbesondere sind Clownerie („flapsiges" Verhalten) und Aggressivität zu nennen. Diese Symptome können sowohl einzeln als auch kombiniert auftreten und sind keinesfalls immer gleich, sondern durchaus von Mal zu Mal verschieden. Die Hypoglykämie kann bis zur Bewußtlosigkeit (hypoglykämisches Koma) führen; das Gefährliche an ihr ist die Gefahr einer (Selbst-) Verletzung des handlungsunfähigen und orientierungslosen Patienten.

Ursache einer Hypoglykämie ist immer ein Mißverhältnis zwischen Ernährung, Insulin und Bewegung: Entweder ist die Insulinwirkung zu stark (etwa, weil zuviel injiziert wurde), oder es wurden nicht genug Kohlenhydrate verzehrt, oder aber die körperliche Belastung war zu hoch.

Bei ausreichender Insulinmenge und -wirkung geht nämlich jede Muskelarbeit mit einem Blutzuckerrückgang einher! Auch bewirkt körperliche Betätigung eine schnellere Insulinwirkung, weshalb der Spritz-Eß-Abstand entsprechend angepaßt werden sollte.

Für den diabetischen Sportler ergeben sich aus alledem einige wichtige Schlußfolgerungen:

- Vor einer körperlichen Betätigung sind entweder zusätzliche Kohlenhydrate („Sport-BE") zu verzehren, oder
- die übliche Insulindosis muß herabgesetzt werden.
- Ein gewohnter Spritz-Eß-Abstand ist zu verkürzen.

Eine leichte Hypoglykämie, die der Diabetiker noch selbst wahrnimmt und bei der er handlungsfähig bleibt, bietet keinen Grund zur Sorge. Sie kann durch den Verzehr kohlenhydratreicher Speisen und Getränke leicht behoben werden: Obst, Saft, Kekse, Zwieback, ein Marmeladebrötchen, eine gezuckerte Limonade (keine Light-Getränke!), Haushaltszucker oder Traubenzucker usw. Ihr Training oder Ihren Wettkampf werden Sie dann freilich unterbrechen oder abbrechen müssen, ob es dem Coach oder den Teamkollegen nun paßt oder nicht.

Überraschungseffekt: die Hypoglykämie

Das Heimtückische an der Unterzuckerung ist jedoch, daß der Diabetiker selbst ihre Symptome nicht immer als solche erkennt und infolgedessen von der Hypoglykämie nicht nur überrascht, sondern regelrecht überrumpelt werden kann.

Dann ist Fremdhilfe - etwa durch Trainingspartner, Betreuer, Kollegen - erforderlich, und deshalb gilt:

- Als Diabetiker müssen Sie Ihr Umfeld über Ihre diabetische Stoffwechsellage informieren.
- Ihre Begleitpersonen müssen Hypoglykämiesymptome als solche erkennen und richtig deuten können und dürfen sie nicht etwa mit einer Erschöpfung oder Trunkenheit verwechseln. Denn die charakteristischen Symptome einer Hypoglykämie wie Schwäche, Zittern, nachlassende Konzentrationsfähigkeit, Schwitzen usw. könnten als übliche Begleiterscheinungen einer körperlichen Anstrengung fehlinterpretiert und deshalb nicht genügend beachtet werden!
- Sie müssen mit Ihren Begleitpersonen abklären, wie sie reagieren und Sie ansprechen sollen, wenn ihnen typische Warnzeichen auffallen. Die Begleitpersonen müssen vor allem wissen, daß aggressive Ablehnung ein Zeichen der Unterzuckerung sein kann, auf das sie ruhig reagieren sollen!
- Solange der Patient noch bei Bewußtsein ist und schlucken kann, sollen ihm kohlenhydratreiche Nahrungsmittel (z. B. Traubenzucker, gezuckerter Saft) gereicht werden.
Auf keinen Fall jedoch dürfen einem bewußtlosen oder benommenen Patienten irgendwelche Speisen oder Getränke „eingestopft" oder „eingeflößt" werden; die Erstickungsgefahr ist zu groß.
- Kann der Diabetiker in einer solchen Situation nicht mehr schlucken oder ist er bewußtlos, muß ihm entweder der Arzt oder Notarzt Glukose intravenös injizieren oder aber eine Hilfsperson das gegensteuernde Hormon Glukagon spritzen. Der insulinbehandelte Diabetiker muß Glukagon immer in Griffweite haben.

Seine Begleitpersonen müssen wissen, wo er es aufbewahrt (!) und sollten den Gebrauch der Spritze und die Injektionstechnik geübt haben - schließlich sind sie es, die das Glukagon verabreichen sollen.

Das Gegenstück zur Unterzuckerung ist die Überzuckerung (Hyperglykämie), bei der der Blutzuckerspiegel zu hoch ansteigt - etwa, weil zu viele Kohlenhydrate verzehrt wurden, oder bei Insulinmangel. Ab einer gewissen Blutzuckerhöhe wird ein Teil dieses Zuviel-Blutzuckers über die Nieren ausgeschieden und ist dann als Harnzucker im Urin nachweisbar. Die Höhe dieser Nierenschwelle ist individuell verschieden und liegt meist zwischen 160 und 220 mg/dl Blutzuckergehalt. Beim Stoffwechselgesunden und beim Diabetiker mit normnaher Stoffwechsellage ist der Urin somit stets zuckerfrei. Steht nicht genügend Insulin zur Verfügung, um den Blutglukosegehalt in die Zelle abfließen zu lassen, so bleibt zwar der Blutzuckerspiegel erhöht bzw. er steigt noch weiter an, in der Zelle aber entsteht ein Zuckerdefizit. Folglich kann die Energiebereitstellung nicht mehr über den Kohlenhydratstoffwechsel erfolgen, sondern nur noch über den Abbau der Fettdepots und nach deren Erschöpfen über den Abbau körpereigenen Eiweißes (Muskelgewebe). Den Abbau der Fettdepots zur Energiegewinnung bezeichnen wir als Lipolyse. Sie führt zu einem Anstieg der freien Fettsäuren im Blut; hat sie das Blut so weit angesäuert, daß Azeton ausgeschieden wird und im Urin nachweisbar ist, kommt es zur Ketoazidose. Sie tritt dann ein, wenn der Blutzuckerspiegel zumindest seit mehreren Stunden erheblich überhöht ist (über 250 mg/dl), geht mit Übelkeit, Müdigkeit und Abgeschlagenheit einher und mündet schließlich ins lebensbedrohliche diabetische Koma.

Ist der Blutzuckerspiegel über längere Zeit (Monate und Jahre) hinweg erhöht, so führt dies zu diabetestypischen Folgeschäden, auf die ich an dieser Stelle nicht näher eingehen möchte.

Wie können der Blutzuckerwert und die Diabeteseinstellung kontrolliert werden?

Wir müssen hier unterscheiden zwischen jenen Kontrollen, die Sie als Patient selbst durchführen können, und solchen Checks, die dem Arzt

obliegen. Die Selbstkontrolle eines Diabetikers umfaßt
1. die regelmäßige Kontrolle des Körpergewichts; hierzu reicht eine Badezimmerwaage,
2. die Kontrolle des Körperfettgehalts mit einer Gabellehre,
3. die Blutdruckkontrolle,
4. die Kontrolle des Ruhe- und des Belastungspulses,
5. die Harnzuckerkontrolle, mit der die Höhe des Urin-Zuckergehalts erfaßt werden kann (was Rückschlüsse auf die Höhe des Blutzuckerspiegels im Zeitraum seit der letzten Blasenentleerung zuläßt),
6. die Kontrolle des Azetongehalts des Urins, um einen eventuellen Insulinmangel seit der letzten Blasenentleerung festzustellen,
7. der Blutzuckertest, der für eine konsequente Insulinbehandlung unverzichtbar ist: Ein Blutstropfen wird auf den Teststreifen aufgebracht, und nach wenigen Minuten oder sogar schon nach Sekunden kann die Höhe des Blutzuckers visuell oder vom Testgerät abgelesen werden. Die Blutzuckerselbstkontrolle erfolgt beim insulinbehandelten Diabetiker in aller Regel vor jeder Insulininjektion, also mehrmals täglich bis hin zu etwa dreistündigen Intervallen.

Selbstkontrollen allein sind zu wenig

Um die Stoffwechseleinstellung mittel- bis langfristig beurteilen und Folgeschäden rechtzeitig vorbeugen zu können, reichen diese Selbstkontrollen des Patienten allerdings nicht aus. Hierzu bedarf es weiterer Kontrolluntersuchungen durch den Arzt.
Den wohl aussagekräftigsten Wert für die Güte der Stoffwechseleinstellung stellt die Messung des Zucker-Hämoglobins, vor allem die des HbA_1 oder des HbA_{1c}, alle zwei bis drei Monate dar. Hämoglobin ist - vereinfacht beschrieben - ein Bestandteil der roten Blutzellen und lagert Glukose an. Das Zucker-Hämoglobin, eine feste Zucker-Eiweiß-Verbindung, wird um so mehr gebildet, je stärker und länger der Blutzuckerspiegel erhöht ist. Wiedergegeben wird also ein gewisser Durchschnittswert der letzten ca. acht Wochen, der sich aus unzähligen Momentaufnahmen zusammensetzt: aus extrem hohen ebenso wie aus extrem tiefen, aus leicht erhöhten, aus normalen und aus niedrigen Blutzuckerwerten. Die Meßmethoden und somit auch die

Werte des Zucker-Hämoglobins können von Labor zu Labor durchaus schwanken; mit diesem Vorbehalt lassen sich für die Normalbereiche des Stoffwechselgesunden Werte zwischen 3,4% und 5% für das HbA_{1c} und zwischen 4,8% und 6,8% für das HbA_1 angeben. Weitere Untersuchungen, die in größeren Untersuchungszeiträumen angezeigt sind - beispielsweise Untersuchungen der Blutfette, des Nervenstatus, des Nierenstatus und die Augenuntersuchung durch den Augenarzt -, sollen hier nicht weiter erläutert werden.

Sie sind der beste Experte!

Für eine erste Antwort auf unsere Eingangsfrage - Diabetes, was ist das? - mag diese Darstellung genügen. Dem Trainer und Aktiven, der seine Kenntnisse auf diesem Gebiet erweitern und vertiefen will, empfehle ich sehr die Lektüre der im Anhang genannten Diabetes-Fachbücher und nach Möglichkeit die Teilnahme an einer Diabetikerschulung. Wichtig ist auch der Erfahrungsaustausch mit anderen Diabetikern, vor allem mit diabetischen Sportlern. Hierbei hilft Ihnen ein gründliches Protokoll Ihrer Behandlung, und es sollte alles enthalten, was Ihren Diabetes in irgendeiner Weise beeinflußt: Sport, Medikamenteneinflüsse, Diätführung, Tagesablauf und Berufsleben, die Psyche, Klima- und Umweltbedingungen, die Ergebnisse der Selbstkontrollen und Kontrolluntersuchungen und und und. Aus einem solchen Protokollheft werden Sie immer wieder neue Erkenntnisse (und Anregungen!) ziehen können.
Von Ihrem Arzt sollten Sie möglichst unabhängig sein; der beste Experte für Ihren Diabetes sind Sie selbst! Schließlich gilt für ihn dasselbe wie für Ihren Gegenspieler im Sport:
Beherrschen kann man ihn nur, wenn man ihn kennt!

3. Freizeitsportler oder Leistungssportler?

Über Sinn oder Unsinn körperlicher Ertüchtigung kann man geteilter Meinung sein. „No sports!" beantwortete Winston Churchill die Frage nach seinem Rezept für ein langes Leben und Leistungsfähigkeit bis ins hohe Alter. Herr Essing, ein resoluter und nicht mehr ganz schlanker Endvierziger, der sich in meiner Sportschule zu einem Fitneßkurs angemeldet hatte, sah das ebenso. „Der Arzt meint, ich brauche Bewegung und soll Sport treiben", klärte er mich vor seiner ersten Trainingsstunde auf. „Aber damit wir uns gleich richtig verstehen: Ich möchte bloß so'n bißchen für mich trainieren, um der Gesundheit willen, und mich auf gar keinen Fall kaputt machen! Bin doch kein Leistungssportler!"

Ich bin doch kein Leistungssportler - dafür war für Herrn Essing der Kurs abgesteckt. Ich gehe zum Training, um einen körperlichen Ausgleich zu meinem Beruf zu finden und vielleicht auch etwas Geselligkeit, um meine Figur zu verbessern, vor allem aber aus gesundheitlichen Gründen... Welcher Trainer kennt diese Worte nicht, die immer wieder als Entschuldigung dafür herhalten müssen, im Sport von vornherein jegliche Anstrengung, dafür aber auch einen Großteil des Nutzens abzulehnen, den vernünftig gestaltete Leibesübungen haben können? Ich bin doch kein Leistungssportler - wie oft wird Turniersport mit Leistungssport und Leistung mit Schinderei gleichgesetzt, wie oft wird übersehen, daß gerade derjenige, der „nur" aus gesundheitlichen Gründen und nicht aus einem Wettkampfgedanken heraus Sport treibt, seine Leistungsfähigkeit erhöhen möchte!
Sind nicht auch die Kräftigung der Muskeln, Bänder und Sehnen, die Verbesserung der Herz- und Lungenfunktion, der Abbau unliebsamer Fettpölsterchen und eine Steigerung des Wohlbefindens Leistungen, für die es sich zu schnaufen lohnt? Wo hört eigentlich der Freizeitsport auf und fängt der Leistungssport an? Anscheinend können wir nur schwerlich auf einige Begriffsklärungen verzichten, wenn wir nicht aneinander vorbeireden wollen.
Leistungssport im Sinne der Trainingslehre zielt bis in die Grenzbereiche der physischen und psychischen Belastung, und die Zielsetzung

des Leistungssportlers besteht im Erreichen, Stabilisieren und Verbessern einer sportlichen Leistung auf höchstem Niveau.

Von Leistung sprechen wir in diesem Zusammenhang dann, wenn das Handlungsergebnis gewertet wird, es also zu einem Leistungsvergleich kommt. Ein solcher Vergleich findet zumeist auf Wettkämpfen oder in Situationen mit Wettkampfcharakter statt, aber nicht nur: Leistung in diesem Sinne erbringen auch diejenigen Athleten, die irgendwelche individuellen Bestmarken z. B. als Gradmesser für das eigene Leistungsvermögen halten oder verbessern wollen.

Im nicht auf Höchstleistung bezogenen Freizeit- und Breitensport findet das Bewegungsbedürfnis des Menschen sein ideales Betätigungsfeld. Der Wunsch nach Anschluß, Kontakt und Geselligkeit nimmt einen hohen Stellenwert ein; der gesundheitliche Nutzen des Sports wird vor allem im Freizeit- und Breitensport der Senioren (zu denen bereits alle über Dreißigjährigen zählen) großgeschrieben. Auch der Breitensportler will eine Leistung erbringen, auch er trainiert leistungsbezogen - nur ist sein Leistungsanspruch eher gering und steht nicht an erster Stelle; die Befriedigung anderer Bedürfnisse ist ihm wichtiger. Sport mag für ihn die schönste Nebensache der Welt sein - aber eben nur eine Nebensache. Er ordnet ihm nicht alles unter, und die Mühen, die er seinetwegen auf sich nimmt, belasten ihn nicht sonderlich.

Hilfe durch Sport

Sondersport zielt auf gesellschaftliche Randgruppen, die sich meist nicht in die Programme von Sportinstituten integrieren lassen. Es handelt sich hierbei um Menschen, denen die Ausübung einer sportlichen Aktivität erschwert ist. Der Sport will ihnen nicht nur eine Hilfe zur sozialen Integration bieten, sondern auch und vor allem zum Überwinden und Akzeptieren vorübergehender oder dauernder Behinderungen.

Wer wie unser Herr Essing neu mit dem Sport beginnt, sollte sich lange vor der ersten Übungsstunde über einige Punkte Klarheit verschafft haben.

Zunächst einmal muß er wissen, welche Schwerpunkte er setzen und was er mit der Leibesertüchtigung überhaupt erreichen will:

Sucht er eine Möglichkeit, seine Freizeit sinnvoll zu nutzen, also „nur" einen vernünftigen Zeitvertreib? Stehen gesundheitliche Überlegungen im Vordergrund oder aber die überaus wohltuenden Wirkungen auf die Psyche? Brauche ich einen Ausgleich zu einer einseitigen Belastung im Berufsleben, oder kommt es mir eher auf Kameradschaft und Geselligkeit an? Und was liegt mir an dem kosmetischen Effekt, an den Auswirkungen auf die Figur?

Oft ist es gar nicht so einfach, eine den eigenen Zielen und Möglichkeiten entsprechende Sportart zu finden. Sport und Sport ist nämlich keineswegs dasselbe, und gerade dann, wenn er therapeutisch eingesetzt werden soll, kommt es sehr auf die richtige Auswahl an. Zur Verbesserung der Herzleistung eignet sich eine maßvoll (!) betriebene Ausdauersportart zweifellos besser als etwa das Reiten. Wer etwas gegen Unbeweglichkeit und Verspannungen tun möchte, ist bei der Gymnastik oder beim Stretching besser aufgehoben als etwa beim Langstreckenlauf. Eine Frau, die nach der Entbindung ihre Bauchmuskulatur kräftigen und das Gewebe straffen möchte, gehört eher ins Fitneßstudio als in einen Schützenverein.

Risikosportarten: das gibt es auch

Die Auswahl einer geeigneten Sportart muß natürlich die Frage berücksichtigen, ob sich dem Neueinsteiger, hier vor allem dem diabetischen Neueinsteiger, irgendwelche Disziplinen, Trainingsformen oder Trainingspläne von vornherein verbieten.

Die diabetische Stoffwechsellage an sich dürfte ihn kaum beeinträchtigen - was aber zu unliebsamen Komplikationen führen kann, ist ihre hypo- oder hyperglykämische Entgleisung, und die kann durch die Muskelarbeit erheblich verstärkt werden. Zu den wenigen Disziplinen, von denen dem Diabetiker eher abzuraten ist, müssen wir alle diejenigen zählen, in denen bei einer Unterzuckerung die damit einhergehende Bewußtseinseinschränkung zur Eigen- oder Fremdgefährdung führt. Welche Folgen es haben kann, wenn der diabetische Bergsteiger oder der diabetische Segelflieger beim Sport unterzuckern, braucht sicherlich nicht diskutiert zu werden. Hier muß der einzelne selbst wissen, inwieweit Risikofreude und Verantwortung der Freude am Sport Grenzen setzen. Hat der Diabetes bereits zu

Folgeerkrankungen und Spätschäden geführt, z. B. einer Netzhaut-, Nerven- oder Nierenschädigung, wird man erst recht in jedem Einzelfall abklären müssen, ob und welche Einschränkungen beim Sport sinnvoll sind. Wahl einer Disziplin und Ausgestaltung des Trainingsplanes werden selbstverständlich auch vom Alter, der allgemeinen körperlichen Verfassung und von außersportlichen Belastungen z. B. durch den Beruf berührt. Eine eher geringe Rolle spielt - zumindest aus sportpraktischer und medizinischer Sicht - das Geschlecht: Die Gesetzmäßigkeiten und Grundsätze, an denen sich das Training des Mannes ausrichtet, gelten gleichermaßen auch für das der Frau.

Neben konkreten Erfordernissen (Bedürfnissen) und praktischen Fähigkeiten sollen aber auch die persönlichen Neigungen bei der Wahl einer Sportart mit ausschlaggebend sein. Eines dürfen wir nämlich nie, aber auch nie vergessen:
Sport soll zunächst einmal Spaß machen!

Auch derjenige, der „nur" der Gesundheit oder der Figur wegen ein Training aufnimmt, darf und soll seine Freude daran haben! Entscheidend ist, daß Sie einen Sport wählen, der Ihnen Spaß macht und dem Sie daher auch treu bleiben. Nehmen Sie sich ruhig die Zeit, zunächst einmal einige Disziplinen probeweise kennenzulernen: Wenn Sie einsamen Waldläufen nichts abgewinnen können und es lieber gesellig mögen, sollten Sie es vielleicht einmal in einem Handballverein versuchen. Wem Boxen nicht zusagt, der ist vielleicht in einem Tennisclub besser aufgehoben, und wer sich bei den Gewichthebern nicht wohlfühlt, ist bei den Ruderern oder Turnern trotzdem willkommen. Ohne Freude am Sport ist ein Erfolg - ganz gleich, ob er im Wettkampf oder im Halten einer persönlichen Bestleistung gesucht wird, in einer Steigerung des Wohlbefindens oder in einem Abschalten vom Beruf und vom Alltag - kaum möglich, um nicht zu sagen undenkbar.
Nun aber zum Training selbst. Dem Sport kommt - gerade oder auch aus gesundheitlichen Gründen - eine besondere Bedeutung zu - ein Allheilmittel ist er aber nicht! Derjenige, der aus therapeutischen Überlegungen heraus ein Training aufnimmt, jeder, der an einer

manifesten Erkrankung leidet - und der Diabetiker leidet an einer manifesten Erkrankung! -, und auch jeder, der bei Aufnahme des Trainings bereits über das dreißigste Lebensjahr hinaus ist, sollte erst einmal einen Check-up bei seinem Hausarzt durchführen lassen und die Gestaltung des Trainingsplanes mit ihm absprechen. Wenn er Einschränkungen für nötig hält, wird man sie sinnvollerweise auch berücksichtigen. Wenn der Arzt grünes Licht gibt: gut. Jetzt kann es zur Sache gehen - allerdings sind einige Punkte noch zu berücksichtigen:

Bevor es losgeht: Die Ausrüstung muß stimmen

Freude und Erfolg beim Sport setzen auch voraus, daß man die richtige Ausrüstung für seine Bedürfnisse gewählt hat. Schuhwerk und Trainingsbekleidung sollen den Anforderungen der gewählten Disziplin Rechnung tragen. Diese Investition muß sich jeder wert sein - zumal der persönliche Geschmack dabei keinesfalls zu kurz zu kommen braucht.
Regelmäßig sollte auch das Training im Hobby- und Fitneßbereich durchgeführt werden. Sind die Pausen zwischen den einzelnen Einheiten zu lang, verliert sich der positive Trainingseffekt wieder.
Zumindest als Anfänger sollte man das Training in einem Sportverein oder auch in einem kommerziellen Sportinstitut dem Schnaufen in Eigenregie vorziehen. Nur so ist eine fachgerechte Anleitung und Einweisung gewährleistet. Auf autodidaktischem Wege hingegen fehlt immer das kritische Auge des Trainers, der nötigenfalls korrigierend eingreift.
Von wesentlicher Bedeutung für einen Trainingsfortschritt ist die Frage nach Dauer, Intensität und Häufigkeit der sportlichen Übungen. Schon mancher Neuling hat sich bei dem Versuch, mit einem Fortgeschrittenen mitzuhalten, hoffnungslos überfordert und gefährlich überanstrengt. Daher sei jedem Neueinsteiger - vor allem dem, der irgendwelche gesundheitlichen Beeinträchtigungen mitbringt - ein Punkt ganz besonders ans Herz gelegt:
Man wähle eine solche Sportart und solche Trainingsmöglichkeiten, die es einem erlauben, Belastungsdauer und -intensität frei wählen und jederzeit anpassen zu können!

Werden die Belastungskomponenten etwa von Mit- oder Gegenspielern geprägt, ist immer Vorsicht angezeigt; dies gilt vor allem in den Mannschaftssportarten und im Gruppentraining der Sportvereine. Der Anfänger in einer Sportspielart sollte stets mit einem festen, gleich starken Partner spielen!

Dies alles gilt, wie gesagt, für denjenigen, der sich über Winston Churchills wohlmeinende Empfehlung hinwegsetzen und trotzdem ein sportliches Training aufnehmen möchte. Was ist aber nun mit dem Leistungs- und Spitzensportler? Was beachtet ein Top-Athlet, bei dem sich ein Diabetes manifestiert, oder was sollte er zumindest beachten?

Nun, die Fragen nach Art und Auswahl einer Sportart und der Trainingsinhalte werden sich für ihn nicht stellen, und er wird sich auch kaum von jemandem da hineinreden lassen, auch nicht von seinem Arzt. Eine Erkrankung, die sich beherrschen und behandeln läßt - und der Diabetes läßt sich beherrschen und behandeln -, wird niemanden, der mit Leib und Seele Sportler ist, dazu bringen, die Fußballschuhe oder das Radfahrertrikot an den Nagel zu hängen, auf sein liebgewordenes Training zu verzichten und an keinen Wettkämpfen mehr teilzunehmen. Sport ist für ihn nicht die schönste Nebensache der Welt, es ist die Hauptsache, zumindest eine der Hauptsachen, sein Lebensinhalt, vielleicht auch sein Beruf. Einer Krankheit wird er den Sport niemals unterordnen, solange es sich irgendwie umgehen läßt - ist er ihm doch eine gute Hilfe dabei, sie zu überwinden und mit ihr fertig zu werden. Der behandelnde Arzt sollte um diese Sichtweise seines Patienten wissen und sie akzeptieren; ändern wird er sie bei einem eingefleischten Sportler ohnehin kaum. Eine Einschränkung oder gar ein Verbot der sportlichen Aktivität ist ja auch in der Tat nur in den seltensten Fällen erforderlich - vorausgesetzt, daß mögliche Wechselwirkungen zwischen Sport und Diabetes bekannt sind und in der Trainings- und Wettkampfpraxis berücksichtigt werden.

Weder dem Leistungs- noch dem Breitensport stellen sich aus sportpraktischer Sicht irgendwelche Schwierigkeiten in den Weg. Diabetische Sportler sind ebenso belastbar und leistungsfähig wie andere auch.

Alle Gesetzmäßigkeiten, nach denen Trainingsprozeß und Wettkampfplanung auszurichten sind, gelten für sie ebenso wie für einen
Stoffwechselgesunden. Anpassungen sind allenfalls da angezeigt, wo
sich Sport und Diabetes soweit beeinflussen, daß unliebsame Wechselwirkungen nicht mehr vertretbar sind - sowohl Auswirkungen des
Diabetes auf den Sport als auch die Einflüsse körperlicher Ertüchtigung auf den Diabetes. Wobei der engagierte Sportler eher versuchen
wird, die Diabetestherapie dem Sport anzupassen als umgekehrt. Ich
spreche hier aus Erfahrung... und alle diabetischen Leistungssportler,
die ich bisher kennengelernt habe, sehen es ebenso.
Für den Breiten- und Freizeitsportler hat der Leistungssportler immer
eine Vorbildfunktion, sei er nun Diabetiker oder sei er es nicht. Die
Erkenntnisse und Gesetzmäßigkeiten, die er im Trainingsprozeß er-
langt hat und auf die er sich stützt, können auch dem Breitensportler
als Anhaltspunkte für die eigene Trainingsgestaltung dienen und ihm
dabei helfen, seine gesetzten Ziele sicher zu erreichen.
Was Ihr Training, Ihre Trainingssteuerung, Ihre Trainingsgestaltung
und Ihre trainingsunterstützenden Maßnahmen betrifft, können Sie
als Breitensportler von einem Leistungssportler nur lernen!

4. Einführung in die Terminologie der Trainingslehre

Bevor wir auf die einzelnen Teilgebiete, die für die Trainings- und Wettkampfpraxis von Bedeutung sind, näher eingehen, müssen wir einige ständig wiederkehrende Fachausdrücke definieren und gegeneinander abgrenzen.

Training bezeichnet einen planmäßigen (!) Prozeß, das wiederholte Ausführen von Übungen mit dem Ziel, die sportliche Leistungsfähigkeit zu steigern oder zumindest zu stabilisieren. Die Trainingssteuerung umfaßt somit das Aufeinanderabstimmen aller kurz- und längerfristigen Maßnahmen des Trainingsprozesses im Hinblick auf das beabsichtigte Erreichen der sportlichen Form. Unter sportlicher Form verstehen wir den Zustand der höchsten Leistungsfähigkeit und Leistungsbereitschaft. (Es gibt demnach keine gute oder schlechte Form, sondern nur eine vorhandene bzw. eine nicht vorhandene.)

Die sportliche Leistung wird getragen von den konditionellen Grundeigenschaften Kraft, Schnelligkeit, Ausdauer, Beweglichkeit und von der disziplinspezifischen Technik und Taktik (z. B. komplexe Bewegungsabläufe, Finten, Angriffs- und Verteidigungstechniken, Spielzüge). Die Trainingsart bestimmt die Ausrichtung des Trainings auf diese verschiedenen Bestandteile der sportlichen Leistung; wir sprechen dann etwa von einem Krafttraining, Ausdauertraining usw.

Trainingsinhalte sind diejenigen Tätigkeiten („Übungen"), die ausgeübt werden, um die angestrebten Trainingsziele zu erreichen:

Allgemeinentwickelnde Übungen sind mit der disziplinspezifischen Bewegung nicht verwandt; beispielsweise haben Kniebeugen unter Gewichtsbelastung nicht die geringste Ähnlichkeit mit der Weitsprungtechnik.

Spezialübungen (Imitationsübungen) enthalten dagegen einzelne Teile der Disziplinbewegung und stimmen insoweit mit ihr überein; z. B. sind Tiefstarts aus dem Startblock eine geeignete Spezialübung für den Hundertmeterläufer.

Wettkampfübungen sind im Gesamtbewegungsablauf mit der Zieltechnik zumindest annähernd identisch; es handelt sich also um die unter Trainingsbedingungen ausgeführte Wettkampfbewegung: ein 100-m-Lauf aus dem Tiefstart mit höchster Geschwindigkeit, der Einzelversuch im Gewichtheben mit technisch perfekter Hebeübung, Sparringskämpfe mit der gleichen Runden- und Pausenzeit wie im Wettkampf auch usw.

Trainingsmittel sind diejenigen Geräte oder Maßnahmen, die den Trainingsablauf hierbei unterstützen. Die Trainingsstufen erfassen die zeitlichen Abschnitte im langfristigen Trainingsaufbau. Nach allgemeiner Zielsetzung unterscheiden wir Anfänger-, Fortgeschrittenen- und Leistungstraining.

Die Trainingsadaption (Trainingsanpassung) bezieht sich auf Veränderungen der Organsysteme durch die wirksamen Belastungsreize. Die Anpassung zeigt sich einmal in der Vergrößerung der Leistungsreserven und zum anderen in der Fähigkeit zum tieferen Ausschöpfen dieser Reserven. Dies wird vor allem durch das Verschieben der Mobilisationsschwelle eines Trainierten deutlich: Der Untrainierte kann auch bei maximaler willentlicher Anspannung nicht mehr als etwa 70% seiner genetisch vorgegebenen Energiereserve für eine Leistung freisetzen. Durch langfristiges (mehrjähriges) Training ist der Leistungssportler dagegen in der Lage, den Bereich seiner willentlich aktivierbaren Reserven bis auf ca. 90% der Energiereserve zu vergrößern. In die autonom geschützten Reserven kann jedoch auch er nur

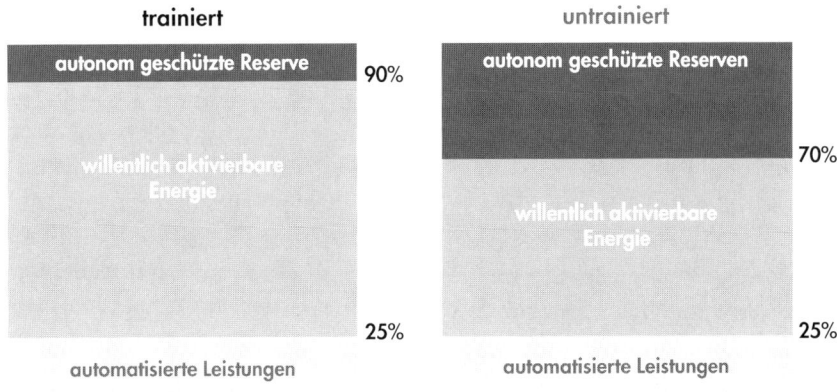

unter Extrembedingungen (Todesangst, medikamentöse Maßnahmen) eindringen.

Für das Festlegen der Trainingsbelastung sind mehrere Belastungskomponenten maßgeblich, nämlich Belastungsintensität, Belastungsdauer, Belastungsumfang und Belastungshäufigkeit. Sie beeinflussen sich gegenseitig, was beim Ändern einer jeden Komponente stets zu berücksichtigen ist.

Die Belastungsintensität bezeichnet die Stärke des einzelnen Belastungsreizes; sie wird beispielsweise durch die Fortbewegungsgeschwindigkeit im Lauf- und Radsport oder die Höhe der Herzfrequenz bei Ausdauerbelastungen erfaßt.

Der Belastungsumfang beziffert die Gesamtmenge an Belastungen in einer Trainingseinheit oder auch über längere Trainingsabschnitte. Meßgrößen sind z. B. die Trainingszeit in Stunden oder Minuten, eine zurückgelegte Laufstrecke in Trainingskilometern usw.

Bei der Gestaltung des Trainingsprozesses sind folgende allgemeingültige Trainingsprinzipien zu berücksichtigen:

Das Prinzip des wirksamen Belastungsreizes besagt, daß der Trainingsreiz schon eine gewisse Intensitätsschwelle übersteigen muß, um überhaupt eine Anpassungsreaktion auszulösen. Unterschwellige Reize bleiben wirkungslos, überschwellig schwache erhalten das Funktionsniveau, überschwellig starke (optimale) Reize bewirken eine Verbesserung, zu starke Reize jedoch eine Verschlechterung der Funktionen. Der Schwellenwert des wirksamen Belastungsreizes hängt vom Leistungsstand des Athleten ab. So können für einen Hochtrainierten mit mehrjähriger Trainings- und Wettkampfpraxis nahezu maximale Reize durchaus optimal sein. Der Olympiateilnehmer im Gewichtheben, der 200 kg und mehr zur Hochstrecke bringt, wird sein Leistungsvermögen schwinden sehen, wenn er sich mit einer für ihn (!!!) lächerlichen Trainingsbelastung von 130 oder 140 kg begnügt. Bei einem Anfänger hingegen sieht es genau umgekehrt aus; er erzielt gute Steigerungen, wenn er sein Leistungsvermögen nur zu etwa 50% ausschöpft - alles, was darüber hinausgeht, ist zuviel des Guten. Ein Beispiel: Als Viktor bei mir mit dem Bodybuildingtraining begann, war er geradezu besessen von der Idee, in kürzester Zeit Wettkampfniveau zu erreichen. In jedem Training lud er sich 65 oder 70 kg auf die Hantel, um sie unter Aufbietung aller Kräfte ein-, bestenfalls zweimal hochzuwuchten. Nach vier harten Wochen, in denen ihm sein Trainingspartner mehr als einmal unter dem Gewicht hatte heraushelfen müssen, war Viktor nicht etwa stärker geworden, sondern bekam selbst die 65 kg kein einziges Mal mehr hoch. Mit Engelszungen konnte ich ihn schließlich dazu überreden, die ewigen Einzelversuche mit Maximalbelastung bleibenzulassen und sich beim Training zunächst einmal auf 35 kg, etwa die Hälfte seiner Maximalleistung, zu bescheiden. Nach drei Monaten drückte Viktor die 70 kg spielend acht- bis zehnmal hintereinander.

Bleiben Trainingsbelastungen über längere Zeit gleich, so paßt sich der Organismus daran an, und sie bewirken keine weitere Leistungssteigerung mehr. Das Prinzip der progressiven Belastungssteigerung besagt, daß nur eine Erhöhung der Anforderungen den Organismus zu weiteren Anpassungsvorgängen stimuliert. Sinnvoll ist die Änderung der einzelnen Belastungskomponenten in folgender Reihenfolge:

1. Erhöhung der Trainingshäufigkeit (Trainingseinheiten pro Woche),
2. Erhöhung des Belastungsumfanges innerhalb der einzelnen Trainingseinheit,
3. Verkürzung der Pausen,
4. Erhöhung der Trainingsintensität.

Gleichartige Trainingsreize über einen längeren Zeitraum hinweg führen zu einer Stagnation des Trainingsgewinnes; durch eine Änderung des Belastungsreizes läßt sich die vorherige Stimulationsrate wieder erreichen. Darauf beruht das Prinzip der Variation der Trainingsbelastungen, welches eine wesentliche Rolle im Hochleistungstraining spielt: Das Eintreten von Leistungsbarrieren macht nämlich Variationen im Trainingsaufbau unumgänglich. Sehr deutlich wurde dies Reinhold, einem Langstreckenläufer, gewahr: Seine 10.000-m-Bestzeit stagnierte schon lange bei etwa 38 Minuten, als er mich fragte, ob ich ihm helfen könnte, diese magische Grenze zu überwinden. Ich konnte. Als Reinhold mir seinen Trainingsplan beschrieben hatte, war mir nämlich sofort aufgefallen, daß er seit über zwei Jahren nichts anderes tat, als fünfmal wöchentlich eine immer gleiche Laufstrecke im immer gleichen Tempo entlangzutraben. Ich riet ihm, sein Training in den nächsten beiden Monaten radikal umzustellen: An nur noch drei statt der gewohnten fünf Trainingstage pro Woche sollten auf ein kurzes Einlaufen Sprints aus dem Tiefstart erfolgen, und zwar je zehnmal über 50, 100 und 200 m, dann wieder fünfmal über 100 und fünfmal über 50 m, das Ganze mit nahezu vollständigen Erholungspausen zwischen den einzelnen Läufen. Kein einziges Mal sollte mehr eine längere Laufstrecke absolviert werden; im Grunde also ein reines Sprinttraining. Reinhold war skeptisch, versuchte es dann aber doch - schließlich, so meinte er, gäbe es nichts mehr zu verlieren. Gleich bei seinem ersten Kontrollauf am Ende dieser zweimonatigen Trainingsperiode schaffte er die 10.000 m in für ihn sensationellen 34 Minuten, hatte sein Leistungsvermögen mithin um über zehn Prozent verbessert!

Derselbe Gedankengang steht hinter dem Prinzip der optimalen Gestaltung von Belastung und Erholung: Nach einem wirkungsvollen Trainingsreiz ist eine gewisse Zeit der Wiederherstellung erforderlich, um eine neue Anstrengung erbringen zu können. Nach einem entsprechend starken Belastungsreiz kommt es nicht nur zur Wiederherstellung des Ausgangsniveaus (Kompensation), sondern zu einer übersteigenden Wiederherstellung (Superkompensation). Dieses erhöhte Niveau bleibt nach einer Belastung nicht unbegrenzt erhalten, sondern bildet sich wieder zurück. Die optimale neue Belastung erfolgt zweckmäßigerweise auf dem Höhepunkt der Superkompensationsphase; durch das optimale Setzen weiterer Trainingsreize kommt es zu einer fortlaufenden Verbesserung der Leistungsfähigkeit. Werden dagegen neuerliche Belastungen bereits in der Erschöpfungsphase vorgenommen, so führt dies zu einem Rückgang des Leistungsniveaus und zu einer chronischen Erschöpfung („Übertraining"). Das Umsetzen der Superkompensation in ein höheres Leistungsniveau vollzieht sich bei Trainingsanfängern recht schnell; hingegen ist bei schon langjährig trainierenden Leistungssportlern mit einem verzögerten Effekt über Wochen und Monate hinweg zu rechnen.

Bleiben weitere regelmäßige Belastungsreize aus, so bilden sich die Anpassungserscheinungen wieder zurück.

Das Prinzip der Periodisierung und Zyklisierung trägt dem Umstand

Rechnung, daß der Sportler nicht ganzjährig im Hochleistungszustand sein kann. Es ist ein Belastungswechsel notwendig; das Trainingsjahr muß in aufbauende, stabilisierende und reduzierende Belastungsperioden (Vorbereitungs-, Wettkampf- und Übergangsperiode) und auch mittelfristig im Rahmen der Makrozyklen (meist ein Monats- bis Sechswochenzeitraum) in belastungssteigernde, -erhaltende und -reduzierende Mikrozyklen eingeteilt werden. Dadurch werden einerseits Belastungsüberforderungen vermieden und andererseits Leistungsspitzen zu bestimmten Zeiten möglich.

Um in bestimmten Fähigkeitsbereichen ein hohes Leistungsniveau zu entwickeln, muß auf einem hohen allgemeinen Ausgangsniveau aufgebaut werden. Beispielsweise haben Langstreckenläufer, Straßenradfahrer und Langstreckenschwimmer eine gemeinsame Grundlagenausdauer (als unspezifische Adaption); die Entwicklung eines hohen Leistungsniveaus in bestimmten Fähigkeitsbereichen erfordert nun spezifische Adaptionen und damit tätigkeitsspezifische Belastungsreize.

Das Prinzip der zunehmenden Spezialisierung fordert demgemäß einen zunehmenden Anteil des speziellen Trainings gegenüber dem allgemeinen Training, eine zunehmend sportartbezogene Ausrichtung und eine Vorrangigkeit des Trainings leistungsbestimmender Fertigkeiten im Rahmen der übrigen Trainingsmaßnahmen. „Die ganze Konditionsarbeit im Winter stellt doch nur die Voraussetzung für die Rekorde in der Freiluftsaison dar!" brachte es Heidrun, Landesmeisterin im Hundertmeterlauf und im Weitsprung, auf den Punkt. „Gewiß bin ich in der wettkampffreien Zeit fast jeden Abend im Fitneßstudio zu finden! Aber im Frühjahr, wenn die Turniere wieder vor der Tür stehen, nehme ich mein Krafttraining auf einige wenige Übungen und höchstens zwei Trainingsabende pro Woche zurück und trainiere stattdessen wieder auf der Aschenbahn und am Weitsprungkasten! Das ganze Kraftniveau nutzt mir schließlich überhaupt nichts, wenn ich es nicht in gute Lauf- und Sprungleistungen umsetzen kann! Du darfst niemals vergessen, daß ich Leichtathletin bin und keine Gewichtheberin!"

Das Prinzip der regulierenden Wechselwirkung der einzelnen Trainingselemente besagt, daß sich verschiedene Elemente des Trainings sowohl positiv als auch negativ beeinflussen können.

So wirkt sich beispielsweise ein Ausdauertraining hemmend auf die Entwicklung der Schnellkraft aus. Es muß stets bedacht werden, daß hochgradige Ausbildungen einzelner Bereiche meist auf Kosten anderer Komponenten gehen!

5. Die Steuerung der sporttechnischen Vervollkommnung

Um in Wettkämpfen erfolgreich zu sein, muß der Sportler nicht nur über ein hohes konditionelles Niveau und eine hohe psychische Stabilität verfügen, sondern auch eine ökonomische, effektive und variable Technik besitzen. Seine technische Vervollkommnung wird im Trainingsprozeß mehr oder weniger erfolgreich gesteuert; hierbei übernimmt der Trainer die steuernde und der Athlet die gesteuerte Funktion. Eine solche Steuerung ist immer dort erforderlich, wo ein konkretes Ziel erreicht werden soll - Selbstzweck darf sie nicht sein. Die sportliche Leistung steigt in dem Maße an, in dem es gelingt, die optimale Steuerung zu erweitern.

Hierzu muß zunächst das technische Ausgangsniveau des Athleten zu Beginn des bevorstehenden Trainingsabschnittes bestimmt werden. Auf diesem Ausgangsniveau und auf den Vorbereitungen des vorangegangenen Trainingsabschnittes baut die weitere Entwicklung des Sportlers auf, d. h. seine Leistungsentwicklung wird weitgehend vom Trainingsplan vorgegeben. Denkbar sind zwei Varianten des Ausgangsniveaus für die sporttechnische Vervollkommnung:

1. Der Sportler beherrscht die Technik; seine Bewegungen sind rationell, oder
2. seine Bewegungen weichen mehr oder weniger stark von einer rationellen Technik ab.

Zu Beginn eines neuen Trainingsabschnittes werden ein konkretes Trainingsziel und auch ein beabsichtigter konditioneller Leistungsstand festgelegt. Anhand der Informationen, die während dieses Trainingsabschnittes über den Trainingszustand gewonnen werden, kann der Trainingsprozeß vom Trainer oder vom Sportler korrigiert werden. Hierzu muß der Einfluß verschiedener Trainingsreize auf den Trainingszustand bekannt sein.

Die technische Vervollkommnung des Sportlers ist ohne Hinweise und Ratschläge durch den Trainer nicht möglich. Seine korrigierende Information muß im richtigen Moment an den Sportler weitergegeben werden; selbst die besten Hinweise können schaden, wenn sie zu einem unpassenden Zeitpunkt erfolgen. Nahezu auf jedem Wettkampf sehe ich Trainer, die ihre zu Tode erschöpften Schützlinge in der einminütigen Pause zwischen den Runden so sehr mit Instruktionen bombardieren, daß diese nicht mehr wissen, wo ihnen der Kopf steht. Entnervt und verwirrt werden sie wieder auf die Matte geschoben und beziehen fürchterliche Prügel - Prügel, für die sie sich bei ihren Trainern bedanken können: Ein Sportler, der verzweifelt nach Luft japst, braucht einen Schluck Wasser, etwas Riechsalz und ein mutmachendes Wort - aber keinen Betreuer, der ihm ausgerechnet in dieser entscheidenden Minute die Ohren vollschwatzt und ihn völlig aus dem Konzept bringt. Leider wird dies nicht immer bedacht. Mit Hilfe der Korrektur des Trainers - die auch technische Hilfsmittel wie z. B. Filmmaterial und Videoaufzeichnungen einbeziehen kann - soll der Sportler in der Lage sein, seine Bewegungsaufgabe erfolgreich zu lösen.

Wesentliche Aufgabe des Trainers ist in diesem Zusammenhang die Beeinflussung seines Schützlings zur Selbstkontrolle; sie bildet die Voraussetzung für eine hochentwickelte Bewegungsvorstellung und damit für die Fähigkeit, die Bewegung präzise zu kontrollieren und zu steuern.

Technik: die Koordination der Kräfte

Kennzeichnend für einen ausgeprägten Bewegungsrhythmus ist der Wechsel der Anspannungen: In den aktiven Phasen der Bewegung werden sie bis zum Maximum konzentriert, in den passiven Phasen kommt es zu einer relativen Entspannung. Die Bewegung ist um so rationeller, je mehr der Athlet äußere Kräfte wie Rhythmus, Schwung usw. nutzt und je weniger zusätzliche Muskeltätigkeit aufgewendet wird. Der technisch vollkommene Sportler ist in der Lage, reaktive und äußere Kräfte maximal zu nutzen. Die Zuverlässigkeit und Genauigkeit seiner Bewegungen hängen von deren Automatisierung, vom Beherrschungsgrad einer rationellen Technik und von der Stabilität der Bewegungsfertigkeiten gegen ungünstige oder störende Einflüsse ab.

Technik ist ein System gleichzeitiger und folgerichtiger Bewegungen mit dem Ziel, sie für das Erreichen hoher sportlicher Leistungen zu nutzen; den Besonderheiten der jeweiligen Sportart entsprechend ist der Begriff „Technik" zu konkretisieren. Wichtigstes Merkmal technischer Vollkommenheit ist die Koordination aktiver, äußerer und reaktiver Kräfte.

Die Technik besteht aus einer vorbereitenden, einer Haupt- und einer abschließenden Bewegung. Die vorbereitende Bewegung soll die besten Voraussetzungen für eine effektive Hauptbewegung schaffen. Die Hauptbewegung selbst besteht aus einer einleitenden Phase, der Phase des maximalen Krafteinsatzes und der Abschlußphase. Die abschließende Bewegung beendet die Technik und leitet zur folgenden Übung weiter. Bei einer Bewertung der Technik ist zu berücksichtigen, inwieweit eine Bewegung die erfolgreiche Ausführung der folgenden ermöglicht.

Eine breite Variabilität der vorbereitenden und eine hohe Stabilität der Hauptbewegungen bestimmen die Effektivität eines technischen Elements. Der technisch perfekte Fußballer beispielsweise kann nicht nur einen zielgenauen Torschuß zuwege bringen, sondern er verfügt auch über ein ganzes Repertoire an vorbereitenden Bewegungen, aus denen heraus er zu diesem Schuß ansetzt: Paß zum Mitspieler, sich freilaufen, den Rückpaß annehmen und schießen; scheinbar die Richtung ändern und aus dieser Täuschbewegung heraus zum Schuß kommen, aus dem Dribbeln heraus ansatzlos das Leder ins Netz bolzen usw. Wichtig ist dabei die optimale Verbindung von Schnelligkeit und Steuerung der Bewegungen, die Einstellung zum Umschalten: Sie bezeichnet die Fähigkeit, während der einleitenden Phase z. B. auf Konterattacken zu reagieren und die Richtung beim Abschluß der Bewegung zu verändern. Auch unter dem Einfluß von Störfaktoren muß diese Effektivität gegeben sein.

Das Prinzip des führenden Faktors besagt, daß die einzelnen Teilbewegungen in eine Rangordnung zu bringen sind, d. h. es müssen Schwerpunkte gesetzt und verschiedene Teilbewegungen vorrangig entwickelt werden. So konzentriert sich ein Kugelstoßer im Training vielleicht bevorzugt auf die Angleitbewegung und eine Sprinterin auf den Tiefstart aus dem Block. Dies ist entscheidend für die Aneignung einer effektiven Bewegungstechnik und für ihre richtige Koordination. Wird in der Hauptphase der Bewegung auch nur ein Faktor verändert, so kann dies zu einer ganz anderen Variante der Technik führen. Deshalb ist es rationeller, ganze Bewegungsverbindungen zu steuern als einzelne Elemente; für eine wirksame Bewegungssteuerung müssen die führenden Elemente einer Verbindung bestimmt und miteinander koordiniert werden.

Die einzelnen Faktoren sind evtl. periodisch unterschiedlich zu akzentuieren. Unser Kugelstoßer, der sich einige Wochen lang nur auf das Angleiten konzentriert hat, könnte etwa in den Wochen danach verstärkt an seiner Körperdrehung und dem Ausstoßen arbeiten.

Unter technischer Meisterschaft verstehen wir die völlige Beherrschung sportlicher Bewegungen, so daß auch unter härtesten Wettkampfbedingungen ein höchstmögliches und stabiles Endergebnis erreicht wird. Ihr wichtigstes Merkmal sind das optimale Verhältnis von Stabilität und Variabilität der Bewegungsfertigkeit und die hochentwickelte Bewegungseinstellung und -vorstellung des Sportlers, die das entscheidende Kriterium der technischen Vollkommenheit darstellt. Sie wirkt sich wesentlich auf die technischen Merkmale der Bewegung (und damit auf die Leistung) aus und darf nicht etwa nur die Hauptphase der Bewegung berücksichtigen, sondern auch die vorbereitende und abschließende Phase. Wir unterscheiden

1. eine fixierte Bewegungseinstellung bei Sportarten mit gleichen Bedingungen unter relativ stabilen Wettkampfbedingungen, beispielsweise in den Sprung- und Wurfdisziplinen der Leichtathletik, im Gewichtheben, im Turnen oder im Turmspringen. Sie bezeichnet das Bereitsein zu bestimmten, klar vorgegebenen Tätigkeiten.

2. Die adäquat-variable Einstellung finden wir dagegen bei Sportarten, in denen sich die Bewegungen den Wettkampfbedingungen entsprechend verändern. Dies ist beispielsweise in den Kampfsportarten und in den Sportspielen der Fall. Sie ist ein Plan der zukünftigen Verhaltensweise, in den die Erfahrung, der augenblickliche Leistungsstand und das Verhalten des Gegners einbezogen werden. Die adäquat-variable Einstellung entsteht also keineswegs spontan.

Somit charakterisieren die vielfältigen technischen Fertigkeiten eines Sportlers, deren Effektivität und deren Stabilität gegenüber verschiedenen Störfaktoren (wie Ermüdung, Gegenwehr des Gegners, Reaktionen des Publikums usw.) seine technische Meisterschaft. Das Erreichen eines hohen Leistungsstandes erfordert vom Athleten sowohl eine sporttechnische Perfektion als auch ein hohes konditionelles Niveau.

Ideale Partner: Kondition und Technik

Der Grad der körperlichen Beanspruchung zur Lösung einer sportlichen Aufgabe und der Entwicklungsstand der technischen Meisterschaft sind umgekehrt proportional:
Je höher das sporttechnische Niveau, desto geringer ist der Grad der Anstrengungen. Konditionelle Grundlagen und technisches Können sind im Trainingsprozeß gleichlaufend zu entwickeln, denn bei gleichbleibender physischer Leistungsfähigkeit kann die sportliche Leistung wesentlich gesteigert werden, wenn das technische Niveau erhöht wird; diese Beziehung gilt auch umgekehrt.
Auf meinen Wettkämpfen verwies ich Gegner, die mir in puncto Körperkraft, Ausdauer und Reichweite durchaus ebenbürtig waren, reihenweise dadurch auf die Plätze, daß ich sie mit Finten, Täuschungsmanövern und Schlagkombinationen eindeckte, denen sie nichts entgegenzusetzen hatten. Und umgekehrt konnte ich etliche technisch hervorragende Fighter, die ihre Angriffs- und Abwehrkombinationen ebensogut beherrschten wie auch ich und die dieselbe Wettkampferfahrung hatten, gerade deswegen auf die Bretter schicken, weil ich ein gutes Stück stärker, schneller und ausdauernder war.
Der Sportler braucht einen gewissen Vorrat an konditionellen Fertigkeiten, um damit gegebenenfalls Fehler in der Bewegung bzw. einen Mangel an technischen und taktischen Fähigkeiten sowie Störfaktoren zu kompensieren. Es ist jedoch nicht notwendig, alle konditionellen Grundeigenschaften (Kraft, Schnelligkeit, Ausdauer, Gelenkigkeit/Beweglichkeit) auf ein gleich hohes Entwicklungsniveau zu bringen; vielmehr ist eine rationelle Koordination entsprechend der Spezifik jeder Sportart anzustreben. Das isolierte Entwickeln wichtiger Muskelgruppen allein schafft keine günstigen Bedingungen für ihre effektive Nutzung in den Hauptbewegungen.
Jede Übung, die auf die Entwicklung einer konditionellen Fähigkeit gerichtet ist, verändert in irgendeiner Weise auch das Niveau der technischen Fähigkeiten.

Wichtig ist, die optimale Wechselbeziehung zwischen technischer und physischer Vorbereitung des Sportlers herauszufinden und zu beachten. Die einzelnen konditionellen und technischen Fertigkeiten können sich sowohl gegenseitig unterstützen (positive Übertragung) als auch gegenseitig behindern (negative Übertragung). So wirkt sich z. B. die einseitige Entwicklung der Ausdauer negativ auf die Schnelligkeit aus. Ebenso kann die Bewegungsschnelligkeit die Herausbildung eines notwendigen technischen Niveaus verhindern. Auch bei der Ausbildung der Bewegungsfertigkeiten gibt es einen positiven und einen negativen Übertragungseffekt; so wirkt sich beispielsweise das Steinwerfen nachteilig auf das Aneignen einer rationellen Speerwurftechnik aus. Es muß bekannt sein, inwieweit eine solche Einwirkung erfolgt.

Zwei Formen

Wir unterscheiden zwei Formen der Koordination der technischen und physischen Vervollkommnung des Sportlers:
Bei der synthetischen Form wird die sportliche Leistungsfähigkeit komplex vervollkommnet; Rhythmus und Bewegungsablauf der Übungen bleiben erhalten. Sie findet vor allem bei Sportarten mit zyklischer Bewegungsstruktur Anwendung, z. B. beim Laufen, Schwimmen, Rudern usw. Beispiele sind die Verwendung von Zusatzgewichten oder größeren Widerständen (Verwendung schwererer Wurfgewichte, Ringkampf mit stärkeren Gegnern), die Fortbewegung unter erschwerten Bedingungen (Lauf gegen den Wind, Rudern gegen die Strömung), Veränderung der Spielfeldausmaße in den Sportspielen usw.
Bei der analytischen Form der Koordination führt der Athlet Teilbewegungen der einzelnen Bewegungsphasen unter höchster Anstrengung aus. Zu maximalen Muskelanspannungen kommt es allerdings nur in solchen Bewegungsphasen, die auch in der spezialisierenden Übung auftreten. Die analytische Form der Koordination wird insbesondere in den Schnellkraftsportarten angewandt, und zwar bei Bewegungen, in denen einzelne Phasen eine betont maximale Kraftanstrengung erfahren, z. B. Sprünge, Würfe, Boxen usw.
Die Aneignung sportlicher Fertigkeiten wird von angeborenen oder anerzogenen Reflexen beeinflußt. Zwischen den zu bildenden Bewe-

gungsfertigkeiten und den Reflexen können negative Wechselbeziehungen bestehen, d. h. die Reflexe können die Aneignung effektiver Bewegungen erschweren oder fehlerhafte Bewegungen hervorrufen. Wir alle kennen den Handballspieler, der unwillkürlich zusammenzuckt und dabei den Ball verliert, wenn sein Gegner auf ihn losstürmt.

Wichtig ist es, ein optimales Wechselverhältnis zwischen bewußten und unbewußten Bewegungselementen zu bestimmen.

Eine herausragende Rolle bei der sporttechnischen Vervollkommnung spielen psychologische Aspekte; ohne hochentwickelte psychische Eigenschaften sind keine Höchstleistungen möglich. Der Athlet soll solche Emotionen mobilisieren und steuern können, die auf die Lösung der sportlichen Aufgabe gerichtet sind, und Gemütsbewegungen, die ihrer Lösung negativ gegenüberstehen, ausschalten können. Entwickeln muß er vor allem Zielstrebigkeit, Initiative, Fähigkeit zur Selbststeuerung und Widerstandskraft gegen störende Einflüsse. Hierbei darf nicht an starren Programmen der Steuerung festgehalten werden.

Die Ausführung der sportlichen Bewegung wird von stimulierenden, hemmenden und neutralen Faktoren beeinflußt und hängt zudem von einem optimalen Wechselverhältnis zwischen bewußten und unbewußten Bewegungsabschnitten ab.

Die bewußte Steuerung einer Bewegung ist um so ausgeprägter, je größer ihre Automatisierung ist.

Dies gilt jedoch nur dann, wenn die sporttechnischen Handlungsabläufe bewußt erlernt und allmählich automatisiert worden sind.

Die Tennisspielerin, die ihren Rückhandschlag so lange und so beharrlich eingeübt hat, daß die Bewegung im Unterbewußtsein festsitzt und quasi reflektorisch, unter Umgehung des Bewußtseins, vonstatten geht, kann den Schlagablauf viel eher willentlich steuern als ihre Gegenspielerin, die diesen Ablauf erst mangelhaft beherrscht und immer noch darauf achten muß, die Bewegung richtig hinzubekommen.

Die Bewegungsfertigkeit ist schließlich unter wettkampfähnlichen Bedingungen zu vervollkommnen, denn nur unter solchen Bedingungen werden jene Fähigkeiten und Fertigkeiten entwickelt oder stabi-

lisiert, die für die sportliche Leistung erforderlich sind. Die Vervollkommnung der sporttechnischen Meisterschaft geht stufenförmig auf
immer höherem Niveau vor sich.

Eine vorzeitige Wettkampfteilnahme zerstört die noch nicht gefestig-
ten Bewegungsfertigkeiten und verhindert das Erreichen einer hohen
technischen Leistungsstufe. Der Sportler soll erst dann unter erschwerten Bedingungen trainieren bzw. an Wettkämpfen teilnehmen, wenn
er seine Aufmerksamkeit nicht mehr bewußt auf die Bewegungsausführung richten muß. Andernfalls können alte Fertigkeiten, die im
Training durch neue ersetzt worden sind, im Wettkampf wieder auftreten.

6. Trainingsperiodisierung

Für Stefan hing der Himmel voller Geigen: Nach einer beeindrucken-
den Erfolgsserie bei mehreren kleinen Karatewettkämpfen hatte er
auch das Finale der Westdeutschen Meisterschaft für sich entschieden
und endlich den ersehnten Anschluß an die nationale Spitze gefunden.
Das Siegen schien ihm zu liegen, denn wir sahen ihn fortan auf wirklich allen Turnieren; fast jedes Wochenende kämpfte er irgendwo in
Deutschland, zeigte von Wettkampf zu Wettkampf stärkere Leistungen und sammelte Pokale wie andere Leute Briefmarken. Sein bemer-
kenswerter Siegeszug hielt monatelang an, dann jedoch zeigten sich
erst leichte und schließlich immer stärkere Formschwankungen; die
Siege wurden seltener, die Niederlagen häufiger, und Stefan fiel immer
mehr ins Mittelfeld zurück. Er hatte sich, wie unser Bundestrainer
kopfschüttelnd bemerkte, „zu Tode gesiegt": Anstatt sich in Ruhe
und planmäßig auf einige wenige, dafür aber bedeutende Wettkämpfe
vorzubereiten, hatte Stefan sich in viel zu vielen Starts und in tagtäg-
lichem Leistungstraining vollkommen aufgerieben. Ein Fehler, der
gerade im Leistungssport immer und immer wieder gemacht wird,
und in dem die Ursache für die meisten Leistungsbarrieren liegt.

Das Training des Leistungssportlers muß so aufgebaut werden, daß
er zur Zeit der für ihn wichtigsten Wettkämpfe seinen Leistungs-
höhepunkt erreicht. Diese wichtigsten Wettkämpfe müssen auf eine
Wettkampfperiode konzentriert sein, deren Dauer es dem Athleten
ermöglicht, seine Form zu halten.

Die Wettkampfhäufigkeit darf keine Überlastung hervorrufen und muß zur Verbesserung der Leistungsfähigkeit ausreichen. Turniere dürfen weder eine vollwertige Vorbereitung noch eine notwendige aktive Erholung beeinträchtigen.

Für die Trainingsgestaltung bedeutet dies, daß schon ein vernünftiger
Wechsel zwischen Belastungen und Erholungsintervallen vorliegen
muß. Diese Erholungsintervalle müssen zu einer Wiederherstellung
und Steigerung der Leistungsfähigkeit ausreichen. Erst dann erfolgt

eine neue Trainingsbelastung, soll es nicht zu einer chronischen Erschöpfung (Übertraining) kommen. Allerdings darf die Ruhepause nicht so lange bemessen sein, daß die steigernde Wirkung der vorangegangenen Belastung wieder abgeklungen ist; schließlich sollen die Haupttrainingseinheiten auf der Grundlage einer wiederhergestellten oder gar erhöhten Leistungsbereitschaft absolviert werden.

Das Training erfordert eine allgemeine und eine spezielle Ausbildung. Beide Trainingsarten sind immer vertreten, und man kann weder die eine noch die andere aus dem Trainingsprozeß ausklammern oder durch die andere ersetzen. Allgemeine und spezielle Ausbildung müssen getrennt sein, weil sie sich durch ihre Mittel und ihre Stellung im Trainingsprozeß zu stark unterscheiden.

Die allgemeine Ausbildung dient als Ergänzung und als Voraussetzung für die spezielle Ausbildung. Sie soll eine allseitige körperliche Entwicklung bewirken; hierbei müssen jedoch die Besonderheiten der Spezialsportart berücksichtigt und Schwerpunkte gesetzt werden. Höchste Leistungen sind schließlich nur bei einer gewissen Spezialisierung erreichbar.

Die spezielle Ausbildung zielt auf das Erreichen eines hohen Niveaus von speziellen Fertigkeiten, Eigenschaften, Technik und Taktik. Ihre Hauptmittel sind Wettkampfübungen, die unter Trainingsbedingungen ausgeführt werden (z. B. Sparringskämpfe, Rekordversuche oder persönliche Bestleistungen im Training), und Spezialübungen, die der Disziplinbewegung sehr nahekommen.

Das Verhältnis zwischen allgemeiner und spezieller Ausbildung richtet sich nach den Erfordernissen der Spezialsportart und des Trainingsplanes.

Auch bei zunehmender Qualifikation des Sportlers nimmt die allgemeine Ausbildung nicht ab. Selbst das Training eines Boxweltmeisters besteht nicht nur aus Sparringsrunden und Schaukämpfen, sondern zu einem großen Teil aus Waldläufen, mit denen er seine Ausdauerleistung steigert oder zumindest erhält, aus Hanteltraining, um die Schlagkraft weiter zu erhöhen, und aus regelmäßiger Gymnastik, um beweglich zu bleiben und die Muskeln geschmeidig zu halten. Mit steigendem Trainingsstand braucht der Athlet einen immer höheren Zeit- und Kraftaufwand, um sich weiter zu steigern. Bleiben die Trainingsanforderungen unverändert, stagniert das Leistungswachstum.

Training bis zur Grenze

Die Trainingsanforderungen sollen an der Grenze der persönlichen Möglichkeiten des Sportlers liegen, ohne diese Grenzen jedoch zu überschreiten.
Leistungssteigerung wird nämlich durch einen hohen Grad der Ermüdung, nicht aber der Erschöpfung erreicht. Allerdings können bei hohem Trainingsstand maximale Belastungen durchaus optimal sein.
Im Trainingsprozeß erhöhen sich der Umfang und die Intensität der Belastungen. Sie gehören untrennbar zusammen, sind aber gegensätzlich: je höher der Umfang (z. B. die Zahl der Trainingsstunden oder die Laufstrecke), desto geringer die Intensität (Laufgeschwindigkeit, Höhe der verwendeten Gewichte, Pulsfrequenz usw.) und umgekehrt. Sie lassen sich gleichzeitig nur bis zu einer gewissen Grenze steigern, und ihre Maxima können niemals zusammenfallen. Gleichwohl kann in einigen Trainingsphasen dem Belastungsumfang und in anderen der Belastungsintensität der Vorrang eingeräumt werden. Der Umfang kann stets nur insoweit steigen, als eine erforderliche (Mindest-) Intensität nicht ausgeschlossen wird, und muß ggf. im Interesse einer Intensitätssteigerung herabgesetzt werden. Für einen Langstreckenläufer macht es demnach wenig Sinn, mehr und immer noch mehr Laufkilometer herunterzuschnurren, wenn er im Gegenzug seine Laufgeschwindigkeit auf ein besseres Spaziergängertempo zurücknehmen muß. Dann lieber ein paar Runden ums Stadion weniger, die aber ein klein wenig schneller.
Um die Leistungsfähigkeit langfristig zu steigern, ist erst der Umfang und dann die Intensität der Trainingsbelastungen zu erhöhen.
Eine kurzfristige Steigerung der Leistungsfähigkeit erreicht man durch Belastungen mit hoher Intensität und verringertem Umfang. Wird der Umfang herabgesetzt und die Intensität gesteigert, so macht sich der Leistungsaufschwung erst längere Zeit danach bemerkbar. Deshalb wird der Belastungsumfang bereits zwei bis drei Monate vor dem

Rekordergebnis zurückgenommen, die Intensität jedoch ständig erhöht, auch noch in dem Monat, in dem der Wettkampf stattfindet. Beim Aufbau des Trainingsplanes sollte noch folgendes beachtet werden:

- Die höchste Leistungsfähigkeit wird im Mai/Juni und von Mitte August bis Oktober erreicht; ein Leistungsabfall tritt im Juli und im Winter bis Ende März ein. Im Wochenrhythmus sieht man mittwochs und donnerstags und im Tagesverlauf ca. um 11.00 Uhr und von 16.00 bis 18.00 Uhr die größte Leistungsfähigkeit.
- Klimatische Bedingungen beeinflussen den Organismus; insbesondere der Einfluß der UV-Strahlung wirkt leistungssteigernd. Eine Sportlerin auf die Sonnenterrasse oder unters Solarium zu schicken, verfolgt also mehr als nur einen kosmetischen Effekt.
- Bei entsprechend vorausschauender Trainingsplanung kann die sportliche Form jedoch zu jeder Zeit erreicht werden.

Unter sportlicher Form verstehen wir den Zustand der höchsten Leistungsbereitschaft des Athleten.

Hierzu gehören
- die gesteigerten Willenskräfte und die Fähigkeit zur maximalen Willensanspannung als wesentlichste Seite der sportlichen Form,
- die Leistungsfähigkeit des Organismus,
- beschleunigte Wiederherstellungsprozesse,
- der Entwicklungsstand von Kraft, Schnelligkeit, Ausdauer und Gewandtheit,
- die Fähigkeit zur rationellen Kraftausnutzung,
- der Entwicklungsstand der technischen Vollkommenheit,
- taktische Kenntnisse und Fertigkeiten.

Die sportliche Form wird entwickelt, erhalten und zeitweilig wieder verloren; diese Phasen der Formentwicklung vollziehen sich auf einem immer höheren Niveau.

Die Phase der Entwicklung der sportlichen Form besteht aus zwei Etappen, nämlich
1. der Schaffung und Entwicklung der Voraussetzungen der sportlichen Form. Hier werden physische, taktische und willensmäßige

Eigenschaften entwickelt; das Training hat allgemeinen Charakter.

2. In der Etappe der unmittelbaren Herausbildung der sportlichen Form werden Technik und Taktik vervollkommnet. Körperliche, technisch-taktische und willensmäßige Komponenten müssen sich nicht gleichzeitig herausbilden.

In der Phase der Erhaltung oder relativen Stabilisierung der sportlichen Form werden die Leistungen auf hohem Niveau „stabil gehalten". In dieser Zeit finden keine grundlegenden Umstellungen statt, weil sie einen Verlust der sportlichen Form hervorrufen würden. Sportliche Leistungen verbessern sich im Rahmen der vorhandenen sportlichen Form.

Beim Einschieben von Zwischenetappen verlängert sich die Gesamtzeit des In-Form-Seins. In solchen Zwischenetappen zwischen den Leistungsspitzen geht die Form nicht verloren; nach vier- bis sechswöchigem Abfall steigen die Leistungen wieder auf das ursprüngliche Niveau und übertreffen es nicht selten.

Die Phase des zeitweiligen Abbaus der sportlichen Form zeigt einen rapiden Rückgang des Trainingszustandes und ein Auseinanderfallen der einzelnen zusammenhängenden Elemente der sportlichen Form.

Ein Streben nach ständigem Erhalten der einmal erlangten Form ist ein Verlangen nach Stillstand! Um sich zu steigern, muß man alle Seiten der sportlichen Ausbildung umgestalten und in einem höheren Maße verbessern, als dies in einer Periode der Formerhaltung möglich ist.

Entscheidend ist hierbei das Training. Erst durch seinen (sinnvollen) Inhalt und Aufbau werden Erlangung und Erhaltung der Form gewährleistet und auch ihre Dauer festgelegt.

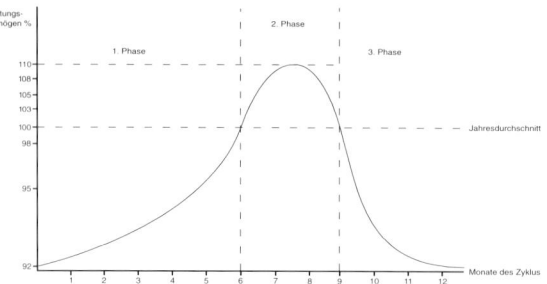

"Eingipflige" Kurve mit einer Leistungsspitze im Jahr

Bei der Entwicklung
der sportlichen Form
im Jahresverlauf zeigen
sich folgende vier
Leistungskurven:

„Eingipflige" Kurve
mit einer Leistungs-
spitze im Jahr

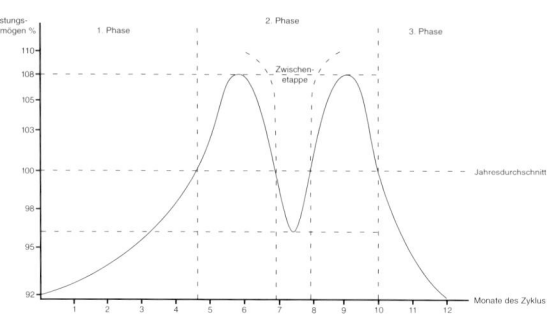

"Zweigipflige" Kurve mit einem relativ kurzfristigen Leistungstief zwischen den Gipfeln

„Zweigipflige" Kurve
mit einem relativ
kleinen Tief (zeitlich)
zwischen den Gipfeln

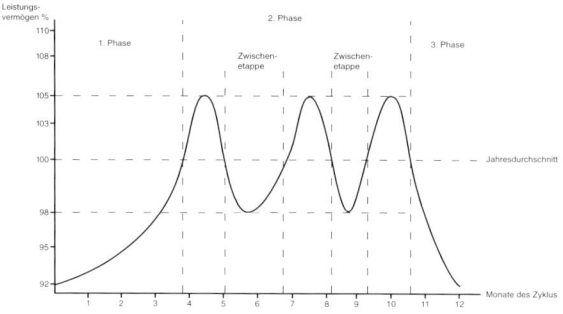

"Drei- oder mehrgipflige" Kurve mit kurzen Leistungstiefs zwischen den Gipfeln

„Drei- oder
mehrgipflige" Kurve
mit kurzen Leistungs-
tiefs zwischen den
Gipfeln

„Zweigipflige" Kurve
mit langem Leistungs-
tief zwischen den
Gipfeln

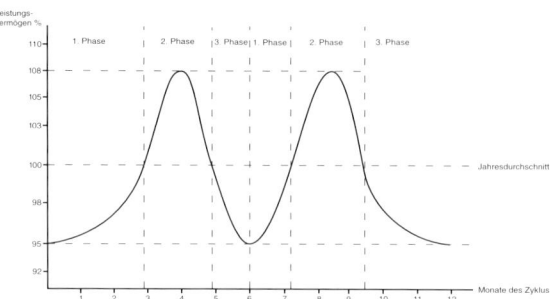

"Zweigipflige" Kurve mit langem Leistungstief zwischen den Gipfeln

Bei Mittel- und Langstreckenläufern überwiegen Kurven des ersten und zweiten Typs (eine Wettkampfphase im Jahr, die evtl. von einer kurzen Zwischenetappe unterbrochen wird).

In den Schnellkraftdisziplinen (insbesondere Würfe und Sprünge) findet man vor allem Kurven des ersten und zweiten, vereinzelt auch des dritten Typs.

Im Gewichtheben dominieren Kurven des vierten Typs, d. h. es finden zwei vollwertige Zyklen mit Vorbereitungs-, Wettkampf- und Übergangsperiode statt.

Hat die Wettkampfperiode nur einen Höhepunkt, so dauert die Zeit, in der das Niveau erhöht ist, zwei bis drei Monate. Hat sie zwei oder drei Höhepunkte, beträgt die Zeit des erhöhten Niveaus vier bis viereinhalb Monate.

Kleine Leistungstiefs (Zwischenetappen) dauern drei bis sechs Wochen, die größten Leistungstiefs dreieinhalb bis fünf Monate.

Entscheidend in der Entwicklung der sportlichen Form ist das Training! Erst durch seinen sinnvollen Inhalt und Aufbau werden Erlangung und Erhaltung der Form gewährleistet und ihre Dauer festgelegt.

Die Mehrzahl der zeitlichen Intervalle zwischen den Bestleistungen liegt beim Jahresintervall; innerhalb dieser Zeit wird auch der größte absolute Leistungsanstieg beobachtet. Jahreszyklen müssen dann angewendet werden, wenn man große Belastungsumfänge braucht und bedeutende Änderungen der technischen Fertigkeiten erreichen will. Halbjahresintervalle schaffen dagegen die Voraussetzungen zur Steigerung der Intensität und ermöglichen somit einen kurzfristigen Leistungszuwachs. Allerdings bieten sie keine genügenden Möglichkeiten für die Vergrößerung des Belastungsumfanges, für langfristige Umstellungen und eine Erneuerung des Arsenals sportlicher Fertigkeiten. Halbjahresintervalle kommen hauptsächlich in Kraft- und Schnellkraftdisziplinen zur Anwendung. Der maximale Zeitraum, in dem das Leistungsniveau durch Halbjahresintervalle gesteigert werden kann, beträgt bei Gewichthebern bis zu sieben Halbjahre, in Schnellkraftdisziplinen drei bis fünf Halbjahre. Werden mehr als etwa vier bis sieben Halbjahreswellen angewandt, stellt sich ein Leistungs-abfall ein.

Bei Kraft- und Schnellkraftsportarten sollen sich sowohl Halbjahres- als auch Jahresintervalle in bestimmter Reihenfolge der sportlichen Vervollkommnung anpassen. Bei Ausdauersportarten und Mehrkämp-fen sind Halbjahresintervalle ungeeignet; hier muß es beim Jahres-rhythmus bleiben.

Die großen Zyklen, also der Halbjahres- und der Jahreszyklus, setzen sich aus kleineren Trainingszyklen zusammen:

Der Mikrozyklus ist der kleinste Trainingszyklus; er umfaßt mehrere Tage, meist eine Woche, und wird durch den Wechsel von Belastung und Erholung bestimmt. Hierbei ist auf eine optimale Wechselwir-kung von Übungen verschiedener Zielsetzung zu achten; so sollten beispielsweise Schnelligkeits- und Ausdauerübungen nicht am glei-chen Tag trainiert werden, Schnelligkeitsübungen den Ausdauer-übungen im Wochenverlauf vorausgehen usw. Der Mikrozyklus wird wesentlich von den Arbeits- und Lebensbedingungen des Sportlers beeinflußt.

Drei bis sechs Mikrozyklen bilden einen Mesozyklus: er umfaßt i. d. R. den Monats- oder Sechswochenzeitraum. In seiner Gesamttendenz wechseln große mit weniger großen Belastungen ab.

Der Makrozyklus, also das Trainingsjahr oder -halbjahr, besteht aus mehreren Mesozyklen. Kürzere Makrozyklen als der Halbjahreszyklus können keinesfalls Grundlage des Trainingsaufbaus sein.

Jeder Trainingszyklus ist nicht nur eine Wiederholung des vorange-gangenen, sondern er baut auf einer neuen Grundlage auf, z. T. unter Erneuerung der Trainingsmethoden und auf einem höheren Niveau als vorher. Innerhalb der einzelnen Trainingszyklen verändern sich die Belastungen wellenförmig. Ursache dieses Wellencharakters ist der Wechsel zwischen Ermüdung und Wiederherstellung; hierbei sind auch regelmäßige und ganz individuelle Schwankungen im Tages-, Wochen- und Jahreszeitenrhythmus zu beobachten.

Nur die Verbindung kleiner, mittlerer und großer Wellen ermöglicht eine allmähliche Steigerung der Trainingsbelastungen bis zu deren Maximum. Dieser Weg verhindert Übertraining und schafft die Vor-aussetzungen für eine völlige Wiederherstellung der Leistungsfähig-keit und einen ununterbrochenen Anstieg des Trainingszustandes.

Wer seine Trainingsleistungen nur innerhalb kleiner und mittlerer Wellen steigert, kann die Vorteile eines großen Belastungsumfanges nicht ausnutzen und verhindert somit seine sportliche Weiterentwicklung.

Der Halbjahres- oder Jahreszyklus untergliedern wir in drei Trainingsperioden:

Die Vorbereitungsperiode dient hauptsächlich der allgemein-konditionellen Vorbereitung und der Heranbildung der sportlichen Form. Hierzu wird der Umfang der Trainingsbelastungen nach und nach gesteigert. Das Ergebnis der Vorbereitungsperiode muß die Wettkampfbereitschaft sein. Mit Erreichen der sportlichen Form gewinnt der Trainingsprozeß Züge, die für die Wettkampfperiode kennzeichnend sind. Die Aufgaben der Vorbereitungsperiode sind erfüllt, wenn die sportlichen Leistungen die Bestleistungen des vorangegangenen Trainingszyklus übersteigen.

Die Vorbereitungsperiode kann in aufeinanderfolgenden Zyklen verschieden lang sein; sie dauert im Halbjahreszyklus dreieinhalb bis vier Monate und im Ganzjahreszyklus etwa fünf bis sieben Monate. Sie soll stets <u>mindestens</u> drei bis vier Monate betragen; ihrer Maximaldauer sind kaum Grenzen gesetzt. Eine unverhältnismäßig (überlang) angesetzte Vorbereitungsperiode verschlechtert jedoch die Trainingswirkungen.

Die Vorbereitungsperiode besteht aus zwei Etappen:

Die allgemeinvorbereitende Etappe soll eine allgemeine körperliche Entwicklung bewirken und so die Voraussetzungen schaffen, auf deren Basis sich die sportliche Form entwickelt. Hierbei sind spezielle Erfordernisse der jeweiligen Sportart zu berücksichtigen. In dieser ersten Etappe der Vorbereitungsperiode zielt die technisch-taktische Ausbildung auf Erlangung und Vertiefung des theoretischen Wissens sowie Erwerb, Umstellung und Vervollkommnung der Technik und Taktik. Die allgemeinvorbereitende Etappe der Vorbereitungsperiode dauert zwei bis fünf Monate.

In der speziellvorbereitenden Etappe wird das Training in allen Bereichen speziell. Die allgemeine körperliche Ausbildung dient nur noch der Erhaltung des erreichten allgemeinen Trainingszustandes und der Steigerung derjenigen konditionellen Eigenschaften, die zur Ausbildung des speziellen Trainingszustandes gebraucht werden. Hauptaufgabe der technisch-taktischen Ausbildung ist eine vertiefte Aneignung und Vervollkommnung von Wettkampftechniken und eine vertiefte spezielle taktische Ausbildung. Die Willensschulung konzentriert sich auf die Entwicklung spezifischer Willenseigenschaften. Der Übergang von der allgemeinvorbereitenden zur speziellvorbereitenden Etappe ist fließend.

Es ist unzweckmäßig, mit aller Gewalt Fertigkeiten der Spezialsportart in der Vorbereitungsperiode zu stabilisieren. Zu Beginn der Vorbereitungsperiode sind Methoden anzuwenden, die keine intensiven Trainingsanforderungen stellen und somit die notwendige Steigerung des Belastungsumfanges zulassen.

Setzt zu Beginn der Vorbereitungsperiode sofort eine Intensivierung ein, kann keine erforderliche Grundlage der sportlichen Form aufgebaut werden. Die spezielle Ausbildung enthält in der ersten Etappe wenig Wettkampfübungen, aber viele Spezialübungen; Wettkampfübungen brauchen ggf. gar nicht angewendet zu werden. Dies ist nicht immer zweckmäßig, wohl aber bei einer grundlegenden Umformung der Technik erforderlich. Der Belastungsumfang strebt stets schneller als die Intensität dem Maximum zu. Der Umfang der allgemeinen Übungen erreicht sein Maximum bereits in der ersten Etappe der Vorbereitungsperiode. Bei Schnelligkeits- und Kraftübungen strebt die Intensität von Anfang an dem Maximum zu, wodurch der Umfang begrenzt ist. Bei Übungen zur Entwicklung allgemeiner Ausdauer und Kraftausdauer stabilisiert sich die Intensität schon in der ersten Etappe. Mittlere Belastungswellen dauern in der ersten Etappe länger als in den folgenden Etappen; der allgemeinvorbereitende Abschnitt kann bei Ausdauersportarten länger und bei Schnelligkeits- und Schnellkraftsportarten geringer sein. Zweckmäßig ist ein Verhältnis von allgemeiner zu spezieller Ausbildung von 2 : 1 bis 3 : 2 in der allgemeinvorbereitenden Etappe und von 1 : 2 bis 2 : 3 in der speziellvorbereitenden. Der Anteil der allgemeinen Ausbildung darf keinesfalls geringer angesetzt werden! Selbst wenn Sie die Scheibe siebzig Meter und weiter schleudern können, vermag also das Training im Diskuswurfring die

Arbeit an der Hantel niemals völlig zu erübrigen; die Sparringsrunden eines Klasseboxers können seinen Waldlauf und seine Gymnastik nicht ersetzen, und auch Bundesligafußballer verzichten vor der Spielsaison keinesfalls auf ihre Sprint- und Sprungübungen.

Im speziellvorbereitenden Abschnitt wird der Umfang allmählich, d. h. innerhalb von zwei bis vier Wochen, um etwa 50% gesenkt. Der Belastungsumfang sinkt während dieses gesamten zweiten Abschnittes; die Dauer der Abnahme hängt von dem in der ersten Etappe erreichten Umfang ab. Der Umfang der Wettkampfübungen und speziellvorbereitenden Übungen wird jedoch im zweiten Abschnitt der Vorbereitungsperiode gesteigert. Die mittleren Belastungswellen verkürzen sich nun auf drei bis vier Wochen, und auch die erholsamen Belastungsverringerungen (z. B. eine Woche mit niedriger Belastung nach drei Wochen mit hoher Belastung) werden kürzer. Wettkampfübungen werden gegen Ende der zweiten Etappe immer bedeutender, beeinflussen immer stärker die Wirkung der anderen Trainingsmittel und sind schließlich nicht mehr zu ersetzen. Die Spezialübungen passen sich jetzt immer mehr den Wettkampfübungen an, können aber noch nicht völlig gegen sie ausgetauscht werden. In den speziellvorbereitenden Abschnitt fallen auch Steigerungen des Trainingszustandes durch die Teilnahme an Wettkämpfen, denn:

Nur unter Wettkampfbedingungen kann der Sportler maximale Kraft- und Willensanstrengungen erbringen. Unter Trainingsbedingungen wäre er dazu niemals fähig.

Optimale Leistung: nur im Wettkampf

Trainings- und Kontrollwettkämpfe werden um so häufiger in den Trainingsprozeß eingebaut, je mehr dies der optimalen Trainingsweise entspricht, sie dürfen jedoch ihren Trainingscharakter nicht verlieren und vor allem nicht die vollwertige Vorbereitung auf die Hauptwettkämpfe stören. Je flexibler die Vorbereitungen, desto besser ist der Athlet auf alle Eventualitäten des Wettkampfes eingestellt. Die zweite Periode des Halbjahres- oder Jahreszyklus, die Wettkampfperiode, ist diejenige Zeit, in der der Sportler seine Form aufrechterhält und die erworbenen Fähigkeiten in Wettkämpfen einsetzt. Hier überwiegen spezielle Trainingsmittel für die jeweilige Sportart; der

Umfang der Trainingsbelastungen wird verringert und die Intensität gesteigert. Der Trainingsplan orientiert sich an den Hauptwettkämpfen, in denen das Leistungsmaximum erzielt werden muß. In diesem Trainingsabschnitt dürfen keine grundlegenden Umstellungen erfolgen; sie führen zu einem Formverlust. Die Wettkampfperiode dauert im Halbjahreszyklus zwei Wochen bis zwei Monate und im Jahreszyklus mit nur einem Hauptwettkampf zwei bis drei Monate. Eine lange Wettkampfperiode mit mehreren Hauptwettkämpfen erstreckt sich über vier bis fünf Monate; sie kann von mehreren kurzen Zwischenetappen unterbrochen werden.

Die allgemein-konditionelle Ausbildung ist auf die Festigung des erreichten allgemeinen Trainingszustandes ausgerichtet. 30 bis 40% der Trainingszeit entfallen auf die allgemeine Ausbildung; die Erhaltung und etappenweise Erhöhung dieses Anteils bewirken eine Verlängerung des Zeitraumes, in dem sich der Sportler „in Form" befindet. Die Mittel der allgemeinen Ausbildung müssen um so vielseitiger sein, je länger die Wettkampfperiode dauert. Die allgemein-konditionelle Ausbildung wird nur dann ausgeweitet, wenn dies erforderlich ist. Danach wird ggf. der Umfang wieder verkürzt und die Intensität gesteigert.

Die technisch-taktische Ausbildung soll einen möglichst hohen Vollkommenheitsgrad erreichen und die willensmäßige Ausbildung den Sportler unmittelbar auf Wettkämpfe einstimmen und zu höchsten Krafteinsätzen mobilisieren.

Wichtigste Methode der Vervollkommnung und für den weiteren Fortschritt unverzichtbar sind die eigentlichen Wettkämpfe.

Hier sammelt der Leistungssportler seine Turniererfahrungen, erweitert sein technisches und taktisches Können und mobilisiert Kräfte und Reserven, die unter reinen Trainingsbedingungen niemals gefordert werden.

Die Wettkampfperiode muß so viele Austragungen enthalten, wie zur Entwicklung des Sportlers und zur Steigerung seiner Leistungsfähigkeit nötig sind. Die Turniere müssen sich bezüglich der Wichtigkeit und Zielsetzungen unterscheiden; sie haben z. T. nur vorbereitenden Charakter und werden zur Einführung in die wichtigsten Kämpfe genutzt. Bevor man das Rekordergebnis erreicht, muß eine ganze Serie vorbereitender Wettkämpfe durchgeführt werden: in den Wurf- und

Sprungdisziplinen etwa vierzehn, in den verschiedenen Laufdisziplinen (Kurz- bis Langstrecken) etwa zehn bis zwölf, im Schwimmen sieben und im Gewichtheben vier Turniere. Diese Angaben sind Durchschnittswerte. Wettkämpfe können auch in Teildisziplinen von Mehrkämpfen und in artverwandten Sportarten bestritten werden; dies erhöht eine mögliche Gesamtzahl von Wettkämpfen und steigert so die Trainingsreize. Bei Sportarten mit Schnellkraftcharakter und in den Sportspielen findet fast die ganze Wettkampfperiode und z. T. auch Vorbereitungsperiode hindurch ein Turnier pro Woche statt; diese Häufigkeit ist bei Kampfsportarten und Mehrkämpfen nicht und in Ausdauerdisziplinen nur bedingt geeignet.

Abwechslung gefragt

In einer langen und startreichen Wettkampfperiode müssen sich Wettkampf- und Zwischenzyklen abwechseln.

Das Intervall zwischen vorbereitenden Wettkämpfen kann kürzer sein als das zwischen Hauptwettkämpfen, muß aber zur Wiederherstellung der Leistungsfähigkeit ausreichen: Zu häufige Starts schlagen in Übertraining um. Bei einer langen Wettkampfperiode muß eine vier- bis sechswöchige Zwischenetappe eingeschaltet werden, in der keine wichtigen Begegnungen stattfinden.

In der Mitte oder in der zweiten Hälfte solch einer langen Wettkampfperiode steigt der Umfang; er wird im folgenden wieder vermindert und die Intensität erneut heraufgesetzt. Der Belastungsumfang darf aber nur insoweit gesteigert werden, als dies nicht zu einer längeren Drosselung der maximalen Intensität führt. Die Belastungstendenz, also das Verhältnis Umfang zu Intensität, darf sich nicht mehr als einmal, seltener mehr als zweimal verändern, sonst kann das Leistungsmaximum nicht mehr erreicht werden.

Ist die Wettkampfperiode nur kurz, bleibt das Verhältnis allgemeiner zu spezieller Vorbereitung gleich wie am Ende der Vorbereitungsperiode. Nur bei einer längeren Wettkampfperiode von vier bis fünf Monaten steigt in der zweiten Hälfte der Periode oder in der Zwischenetappe der Anteil allgemeiner Übungen geringfügig an.

Man kann den Trainingsstand kurzfristig, etwa eine Woche lang, mit geringer Belastung erhalten; zu seiner langfristigen Erhaltung und

Steigerung müssen jedoch niedrige Belastungen mit hohen und maximalen abwechseln.

Mikrozyklen gefragt

Ein Fehlen der Wellenwiederholung führt zu einem Leistungsabfall in der zweiten Hälfte der Wettkampfperiode.
Vor wichtigen Wettkämpfen wird immer der Umfang der Wochenbelastung herabgesetzt bei gleichbleibender oder gesteigerter Intensität. Mikrozyklen, die Tage mit Hauptwettkämpfen einschließen, sind gekennzeichnet durch einen verminderten wöchentlichen Belastungsumfang und eine sehr geringe Zahl von Trainingseinheiten. An zwei bis drei oder mehr Tagen vor dem Wettkampf werden keine umfangmäßig großen Belastungen mehr durchgeführt; diese Zeit wird zur aktiven Erholung genutzt. Vor oder nach anstrengenden Wettkämpfen oder nach Mikrozyklen mit hohen Trainingsbelastungen werden entlastende Mikrozyklen eingelegt. Sie dienen der aktiven Erholung und sind nötig, um ein Übertraining zu verhindern und lange Formerhaltung zu sichern.
In der dritten Trainingsperiode, der Übergangsperiode, sind Gesamtumfang und besonders Intensität weitgehend herabgesetzt. Sie hat erholende Funktion, verhindert Übertraining und schafft die Voraussetzungen für eine Weiterentwicklung des Trainingszustandes im folgenden Trainingszyklus. Beste Übungsform ist die aktive Erholung, hauptsächlich mit Mitteln der allgemeinen körperlichen Ausbildung. Während dieser paar Wochen hat der Turner nichts am Reck, die Fechterin nichts auf der Planche und die Tennisspielerin nichts auf dem Platz zu suchen - was jedoch der (nicht zu intensiven!) Fahrradtour, dem Abend im Fitneßstudio oder den Bahnen im Schwimmbad keineswegs entgegensteht. Die spezielle Ausbildung beträgt nur etwa 15% bis 20% der Trainingszeit. Eine lang anhaltende passive Erholung ist unzweckmäßig, denn sie ruft tiefgreifende und unnötige Verluste hervor, und zum Wiederaufbau braucht der Athlet viel Zeit. Der Trainingsstand kann während der Übergangsperiode nicht auf dem Niveau der Wettkampfperiode gehalten werden, soll jedoch ein solches Format haben, daß der neue Trainingszyklus auf einer höheren Stufe beginnen kann.

Eine gewisse Erhaltung des Trainingszustandes muß also schon gewährleistet sein.

Die Übergangsperiode ist relativ kurz; vier bis sechs Wochen reichen aus. Die Dauer richtet sich vor allem nach der Belastungshöhe der vorangegangenen Perioden. Die Übergangsperiode ist nicht scharf abgegrenzt und geht allmählich in die Vorbereitungsperiode des nächsten Zyklus über.

Diätpläne variieren

Häufigkeit, Umfang, Intensität und Inhalte des Trainings wechseln also nicht nur innerhalb des Sportjahres, sondern auch innerhalb kürzerer Zyklen (Makro-, Meso- und Mikrozyklus bzw. Trainingsjahr oder -halbjahr, Monats- bis Sechswochenzeitraum, Wochenverlauf).

Für Sie als Diabetiker bedeutet dies:

- Sie müssen Ihre Diätpläne entsprechend den Erfordernissen des Trainingsplanes ausrichten, d. h. wiederholt variieren.
- Sie brauchen eine Vielzahl von Medikationen, d. h. verschiedene Tabletten- bzw. Insulin-Anpassungspläne, die die jeweils unterschiedliche körperliche Beanspruchung berücksichtigen.

7. Krafttraining

Unter Krafttraining verstehen wir das planmäßige und wiederholte Ausführen von Bewegungsabläufen mit dem Ziel, eine Zunahme des Muskelquerschnittes und damit der Muskelmasse zu erreichen. Da die Kraft des Muskels proportional von der Größe seines Querschnittes abhängt, kann eine Kraftzunahme nur durch einen Massezuwachs erreicht werden. Zu diesem Dickenwachstum kommt es durch eine hohe Belastung.

Direkte Auswirkungen des Krafttrainings sind somit

- eine gesteigerte Muskelkraft,
- damit verbunden eine erhöhte Verkürzungsgeschwindigkeit des Muskels, d. h. eine Steigerung der Schnelligkeit, mit der Bewegungen ausgeführt werden,
- eine Zunahme an Muskelmasse und damit auch eine Gewichtszunahme des Sportlers (was besonders in Sportarten mit Gewichtsklasseneinteilungen von Bedeutung ist),
- eine Verkürzung des Muskels, wodurch der krafttrainierte Sportler in seiner Beweglichkeit eingeschränkt wird. Jede Krafttrainingseinheit soll daher mit dehnenden und lockernden Übungen abschließen.

Im Leistungssport hat das Krafttraining seinen festen Stellenwert. Ohne ein bestimmtes Maß an Körperkraft lassen sich gewisse Bewegungsabläufe weder erlernen noch auf einem hohen Niveau erhalten. Da die sportliche Form aus dem Beherrschen spezifischer Bewegungsmuster und Verhaltensschemata (Technik, Taktik) einerseits und aus den konditionellen Fähigkeiten (Kraft, Schnelligkeit, Ausdauer) andererseits besteht, bewirkt eine Steigerung der Kraft auch immer einen Anstieg der sportlichen Form.

In welchem Verhältnis technisch-taktische und konditionelle Ausbildung zueinander stehen, hängt von den speziellen Erfordernissen der jeweiligen Disziplin und von den individuellen Besonderheiten des Athleten ab. So nimmt das Krafttraining in Kraftsportarten (z. B. Gewichtheben, Wurfdisziplinen der Leichtathletik) naturgemäß einen ganz anderen Stellenwert ein als etwa in Ausdauersportarten (z. B. Marathonlauf). Der Sportler, der bereits über genügend Körperkraft verfügt, braucht nicht den gleichen Trainingsaufwand wie eine schwächliche Person.

Wesentlichen Einfluß auf Umfang und Intensität des Krafttrainings hat die Trainings- und Wettkampfplanung des Sportlers. In der Vorbereitungsperiode des Trainingszyklus steht die konditionelle Ausbildung und damit auch das Krafttraining im Vordergrund, in der Wettkampfperiode wird die konditionelle zugunsten der technisch-taktischen Ausbildung eingeschränkt, und in der Übergangsperiode werden beide Trainingskomponenten weitgehend reduziert.

Nicht zuletzt richtet sich der Stellenwert des Krafttrainings nach den gegebenen Trainingsmöglichkeiten.

Kraft und Kraft ist nicht dasselbe

Nun ist Kraft und Kraft nicht dasselbe, sondern sie zeigt sich in höchst unterschiedlichen Arten:

Maximalkraft bezeichnet die höchste Kraft, die der Sportler willkürlich erbringen kann.

Schnellkraft ist die Fähigkeit des Muskels, einen Widerstand mit höchstmöglicher Geschwindigkeit zu überwinden, wobei dieser Widerstand sich durchaus auf das eigene Körpergewicht beschränken kann.

Unter Kraftausdauer verstehen wir die Ermüdungswiderstandsfähigkeit bei Sportarten, die unter hohem Kraftaufwand über einen längeren Zeitraum durchgeführt werden.

Relative Kraft ist diejenige Kraft, die der Athlet im Verhältnis zu seinem Körpergewicht entwickeln kann.

Absolute Kraft umfaßt dagegen die höchstmögliche Kraftleistung, also unabhängig vom Körpergewicht.

Auch die Muskelarbeit des Sportlers zeigt sich in verschiedenen Ausprägungen:

Bei überwindender Muskelarbeit stellt sich der aktiven Bewegung kein Widerstand entgegen (nicht zu verwechseln mit der Belastung!); Beispiele sind Springen, Gewichtheben, Ballspielen usw.

Nachgebende Muskelarbeit liegt dann vor, wenn einem Widerstand in der Negativphase der Bewegung kontrolliert (!) nachgegeben wird, z. B. in der Abwärtsbewegung einer Kniebeuge unter Hantelbelastung.

Verharrende Muskelarbeit oder Haltearbeit ist dann gegeben, wenn der Muskel bei der Belastung nicht bewegt wird, etwa während des Haltens der Waffe im Schießsport.

Die kombinierte Muskelarbeit zeigt sich als das Zusammenwirken von nachgebender und überwindender Muskelarbeit, wie sie etwa bei der Hantelkniebeuge während der Auf- und Abwärtsbewegung vorliegt.

Die Muskelspannung schließlich wird wie folgt differenziert:

Eine isotonische oder dynamische Muskelspannung ist gegeben, wenn sich bei gleichbleibendem Widerstand die Muskellänge verändert, z. B. beim Heben einer Hantel, deren Gewicht während der Bewegung konstant bleibt. Sie fällt i. d. R. mit der überwindenden Muskelarbeit zusammen.

Von einer isometrischen oder statischen Spannung ist die Rede, wenn sich die Länge des Muskels während der Belastung nicht verändert, was bei verharrender Muskelarbeit der Fall ist.

Eine auxotonische Anspannung liegt dann vor, wenn sich sowohl die Länge des Muskels als auch seine Anspannung verändern, d. h. wenn sich der Widerstand einer bewegten Last während der Bewegung verändert.

Das sinnvoll aufgebaute Krafttraining muß hinsichtlich der Belastung und in bezug auf alters- und geschlechtsspezifische Gegebenheiten mehreren Forderungen entsprechen:

Um einen (weiteren) Leistungszuwachs zu erzielen, muß die Gewichtsbelastung ständig erhöht und den Trainingsfortschritten angepaßt werden (Prinzip der progressiven Belastung). Falsch wäre es, etwa bei einer gleichbleibenden Belastungshöhe die Zahl der Wiederholungen zu steigern.

Bei der Trainingsgestaltung wird vom Gewohnten zum Ungewohnten übergegangen (Prinzip der adäquaten Belastung). Zunächst haben einfache Kraftübungen ohne großen Schwierigkeitsgrad den Vorrang, und erst nach einiger Zeit nehmen die Übungen einen technisch differenzierten Charakter an (beispielsweise Erlernen einer Hebetechnik). Das anfangs geringe Trainingspensum wird durch Hinzunahme von mehr Übungen, mehr Serien, mehr Wiederholungen usw. allmählich auf einen großen Trainingsumfang ausgeweitet (Steigerung vom Wenigen zum Vielen). Erst wenn die Übungen sicher beherrscht werden und sich eine Verbesserung der Grundkraft eingestellt hat, wird die Belastungshöhe in Richtung Maximalkraft heraufgesetzt. Von einer Allgemeinkräftigung, die es zuerst zu entwickeln gilt, wird ganz allmählich zu speziellen Kräftigungsübungen übergegangen.

Unverzichtbar: Krafttraining

Das Krafttraining hat grundsätzlich ganzjährig zu erfolgen. Ein mühsam erreichter Trainingsstand sinkt rasch ab, wenn das Krafttraining während der Wettkampfsaison abgebrochen oder stark reduziert wird. Die Weiterführung des allenfalls geringfügig eingeschränkten Krafttrainings ist eine Hauptbedingung für gute Leistungen in der Wettkampfsaison - insbesondere in solchen Sportarten, in denen die Kraft eine leistungsbestimmende Größe ist. Ich selbst schraubte noch in keiner Wettkampfperiode mein Krafttraining auf weniger als drei Trainingseinheiten pro Woche zurück - und brauchte auch noch nie einen unerwarteten Leistungseinbruch hinzunehmen. Achim, der seinerzeit zusammen mit mir an der Sporthochschule studierte und damals zu den besten deutschen Kugelstoßern zählte, schaffte noch wenige Tage vor dem Sportfest einen Einzelversuch im Stoßen mit 170 kg. Unsere Kommilitonin Brigitte, eine Rekord-Hochspringerin, vollführte noch kurz vor dem Wettkampf Tiefkniebeugen mit einer Hantel auf den Schultern, deren Stange sich unter der Last der Gewichtsscheiben regelrecht durchbog. Der Erfolg gab uns jedesmal recht. Muskulatur kann nur dann durch Krafttraining aufgebaut werden, wenn die Ernährung entsprechend proteinreich gehalten wird; der Bedarf des im Krafttraining stehenden Sportlers beträgt je nach Trainingsbelastung bis zu drei Gramm Eiweiß pro Kilogramm Körpergewicht täglich. Nur wenn dieser Nährstoffbedarf gedeckt wird, kann das Krafttraining wirksam sein. „Du mußt mehr essen!", so beantwortete Bodybuilding-Weltmeister Jusup Wilkosz bei einem Seminar in meiner Sportschule kurz und bündig die Frage eines Anfängers, wie er mehr Muskelmasse aufbauen könne. Als Jusups Frau uns erzählte, welche Nahrungsmengen ihr Mann während des Aufbautrainings tagtäglich verputze, glaubten wir denn auch erst, sie läse die Bestelliste einer Großküche vor.

Neben den disziplinspezifischen Anforderungen bestimmt vor allem das Alter des Sportlers die Ausgestaltung des Krafttrainings. In der ersten pubertären Phase (elf bis fünfzehn Jahre bei Jungen und zehn bis dreizehn Jahre bei Mädchen) liegt der Trainingsschwerpunkt auf einer Erhaltung und vorsichtigen Steigerung der Kraft. In Frage kommen Übungen mit dem eigenen Körpergewicht als Widerstand (z. B. Liegestütze) oder einem feststehenden, nicht veränderlichen Fremdgewicht (z. B. Medizinball), das allenfalls zögernd erhöht wird. In der zweiten pubertären Phase (bei Jungen sechzehn bis achtzehn Jahre und bei Mädchen vierzehn bis sechzehn Jahre) soll das Training einen ständigen Wechsel der Belastungsreize enthalten und eine allmähliche Steigerung der Kraft bewirken. Es erfolgen keine langanhaltenden Bewegungsreize auf ein und denselben Körperabschnitt. Bei Erwachsenen (Männer ab 18, Frauen ab 16 Jahren) erst liegt der Trainingsschwerpunkt auf einer Steigerung der Kraft. Die Trainingsbelastung kann, soweit erforderlich, allmählich in Richtung Maximalkraft gesteigert werden.

Gleichberechtigung

Das Krafttraining der Frau erfolgt nach den gleichen Grundsätzen wie das des Mannes. Zu berücksichtigen sind eine gegenüber dem Mann um etwa 30% verringerte Muskelmasse und die weniger günstige Bereitschaft der Muskulatur zur schnellkräftigen Zuckung. Das weibliche Skelettsystem hat einen für hohe Belastungen ungünstigeren Haltungsaufbau. Wegen des im Vergleich zum Mann hohen Körperfettgehalts der Frau tritt ein äußerlich sichtbarer Muskelzuwachs weniger ausgeprägt zutage.

Für die Ausgestaltung des Krafttrainings bieten sich die folgenden Belastungsarten an:

- Übungen mit dem eigenen Körpergewicht, wie z. B. Liegestütze, Klimmzüge, Sprungübungen;
- Übungen mit einem feststehenden, nicht veränderlichen Fremdgewicht, etwa Medizinball, Kugel, Rundgewichte;
- Übungen mit einem abstufbaren Fremdgewicht, z. B. Scheibenhantel, Kraftmaschine, Gewichtsweste usw.

In der Trainingspraxis kommen verschiedene Krafttrainingsmethoden zur Anwendung; ihre Auswahl richtet sich danach, welche Art der Kraft, der Muskelarbeit und der Muskelspannung gefordert wird.

Beim statischen Krafttraining wird die Position des Muskels zu einem Widerstand ohne Gelenkbewegung beibehalten, die Kraft also gegen einen unbeweglichen Widerstand aufgewendet. Der Vorteil dieser Trainingsmethode liegt hauptsächlich darin, daß wir den Muskel mit einem minimalen zeitlichen Aufwand hoch belasten können. Es zeigt sich eine sehr schnelle Kraftzunahme. Jeder Muskel kann weitgehend isoliert und ohne Gelenkbewegungen trainiert werden, was meist ein schmerzfreies Belasten ermöglicht. Hieraus erklärt sich die Bedeutung des statischen Krafttrainings vor allem in der Rehabilitation (z. B. Wiederaufbautraining bei Muskelschwund infolge der Ruhigstellung eines Körpergliedes). Allerdings wird die für eine sportliche Anwendung erforderliche Muskelkoordination nicht geschult, und eine exakte Leistungsmessung ist nicht möglich. Nach Abbruch des Trainings verliert sich der Kraftzuwachs sehr schnell. Für Personen mit Bluthochdruck und Herzbeschwerden ist diese Trainingsmethode eher ungeeignet. Da die statische Kraft nur in den wenigsten Disziplinen leistungslimitierend ist, hat das statische Krafttraining in der sportlichen Trainingsarbeit eine untergeordnete Bedeutung.

Dagegen nimmt das dynamische Krafttraining in der Trainingspraxis eine führende Position ein. Hier wird mit einem beweglichen Widerstand, z. B. Hantel, Medizinball, Gewichtsweste, gearbeitet. Dynamisches Krafttraining verbessert die Muskelkoordination und die Grundschnelligkeit und kommt daher in den meisten Sportarten zum Einsatz.

Bei exzentrischem Krafttraining werden passive („negative") Bewegungen gegen einen Widerstand ausgeführt, etwa in der kontrollierten (!) Abwärtsbewegung bei einer Kniebeuge unter Hantelbelastung. Die hierbei möglichen enormen Gewichtsbelastungen bewirken einen entsprechend hohen Kraftzuwachs, bergen allerdings auch ein erhöhtes Verletzungsrisiko. Diese Trainingsmethode erfordert die Unterstützung durch Trainingspartner oder aber das Vorhandensein spezieller Krafttrainingsmaschinen. Die Grundschnelligkeit und die Koordination werden nicht verbessert; das exzentrische Krafttraining ist deshalb im Sport kaum bedeutsam.

Im isokinetischen Krafttraining paßt sich - bei überwindender Arbeit - der Widerstand der Kraft des Muskels an, und der Muskel wird während der ganzen Bewegung stets gleichmäßig beansprucht. Er arbeitet von der maximalen Streckung bis zur maximalen Beugung mit einem stets gleichbleibenden Grad seiner Kraft (Prozentsatz der Maximalleistung) gegen den Widerstand. Die Verletzungsgefahr ist weitgehend reduziert. Ein schnellkraftmäßiger Krafteinsatz kann jedoch nicht entwickelt werden, und die Durchführung des Trainings erfordert einen hohen apparativen Aufwand (Zugmaschinen, Exzentermaschinen). Diese Trainingsform findet ihren Platz in solchen Sportarten, in denen Bewegungsabläufe mit konstanter Geschwindigkeit ausgeführt werden, insbesondere im Schwimmen und im Rudern.

Jede Art der Kraft kann nur durch die entsprechende Krafttrainingsmethode entwickelt werden, also statische Kraft nur durch statisches und dynamische Kraft nur durch dynamisches Krafttraining.

Es ist sicherlich einleuchtend, daß einem Sportschützen, dem es wesentlich darauf ankommt, die Pistole ruhig zu halten, Strecksprünge oder Klimmzüge mit Zusatzgewicht nicht allzuviel nutzen. Und der Weitspringerin wird es auch kaum weiterhelfen, wenn sie mit aller Kraft gegen eine unbewegliche Wand drückt.

Bei der Gestaltung des statischen Krafttrainings sollte die Anspannungshöhe bei etwa 50% der maximalen statischen Kraft liegen. Ein Kraftzuwachs zeigt sich bereits schon bei einer zwanzig- bis dreißigprozentigen Belastung. Ein Training mit einer Anspannungshöhe von unter 20% der maximalen statischen Kraft bewirkt hingegen eine

Kraftabnahme. Die Kontraktion soll mindestens fünf und höchstens zehn Sekunden dauern und drei- bis fünfmal wiederholt werden. Welche Trainingsformen für dynamisches, exzentrisches und isokinetisches Krafttraining zum Einsatz kommen, richtet sich nach den angestrebten Trainingszielen, den jeweiligen Erfordernissen der Sportart und des Athleten und vor allem nach seiner Trainings- und Wettkampfplanung.

In der Praxis haben sich folgende Trainingsformen durchgesetzt:

Im Blocksystem wird mit einem stets gleichbleibenden Widerstand in mehreren Serien die jeweils gleiche Anzahl von Wiederholungen absolviert, z. B. drei Serien zu zehn Wiederholungen mit einer 70-kg-Hantel.

Die Zahl der Hebungen in jeder Serie sollte nicht über sechs bis acht liegen, wenn das Trainingsziel die Steigerung der Maximalkraft ist. Soll die Kraftausdauer erhöht werden, liegt die Wiederholungszahl in jeder Serie bei zehn bis dreißig. Der größte absolute Kraftzuwachs wird bei einem Training in drei Serien zu sechs Wiederholungen verzeichnet.

Soll das Trainingsziel eine Verbesserung der Schnellkraft oder Maximalkraft sein, werden zwischen den einzelnen Serien vollständige Pausen (bis zur Erholung) eingelegt. Wird die Entwicklung der Kraftausdauer angestrebt, sind die Pausen hingegen sehr kurz (bis etwa 30 Sekunden).

Die Methode des progressiv ansteigenden Widerstandes sieht einen von Satz zu Satz steigenden Widerstand bei jeweils gleichbleibender Wiederholungszahl vor. Man bestimmt beispielsweise ein Gewicht, das zehnmal gehoben werden kann. Die Belastung beträgt im ersten Satz 50% dieses Gewichts, im zweiten Satz 75% und im dritten Satz 100%. Mit dieser Trainingsform können sowohl die Schnellkraft als auch die Kraftausdauer verbessert werden.

Die Methode der maximalen Krafteinsätze entwickelt in erster Linie die relative Maximalkraft. Sie besteht aus dem wiederholten Heben einer maximalen oder nahezu maximalen Last, z. B. zehn Einzelhebungen mit einer Gewichtsbelastung von 95 bis 100% der absoluten Bestleistung (aBL) und vollständigen Pausen zwischen den einzelnen Hebungen. Hierbei eignet sich der Sportler die Fähigkeit zu maximalem Krafteinsatz an. Deutliche Steigerungen der Maximalkraft erfolgen nur in gewissem Grade, weil ein Training mit derartig hohen Lasten nicht die erforderliche Anzahl der Wiederholungen ermöglicht, die für ein Dickenwachstum der Muskulatur erforderlich ist. Der Kraftzuwachs erfolgt hauptsächlich durch die Verbesserung der neuromuskulären Koordination. Wir erreichen mit Einzel- oder Doppelwiederholungen den höchstmöglichen Leistungszuwachs.

Die gebräuchlichste Trainingsform zur Entwicklung der Schnellkraft ist das Pyramidentraining. Hier wird die Anzahl der Wiederholungen (z. B. Hebungen der Hantel) von Satz zu Satz verringert und gleichzeitig die Gewichtsbelastung von Satz zu Satz erhöht. Der Sportler führt beispielsweise mit 70% seiner aBL zehn Hebungen mit höchstmöglicher Geschwindigkeit aus, im folgenden Satz (nach vollständiger Pause) acht Hebungen mit 80% aBL, dann sechs Hebungen mit 85% aBL usw. bis zu einer Einzelwiederholung mit 100% aBL. Nach einer vollständigen Pause kann noch eine zweite oder dritte Übung nach dieser Trainingsmethode trainiert werden. Stellt sich nach einigen Trainingseinheiten ein Kraftzuwachs ein, so erhöht man die Gewichtsbelastung, nicht aber die Wiederholungszahl.

Das Pyramidentraining kombiniert miteinander
- einen größtmöglichen Maximalkraftgewinn durch höchste Muskelanspannung beim Training mit hoher Belastung (in der Pyramidenspitze bei einer bis fünf Wiederholungen) und
- eine größtmögliche Muskelkoordination durch die schnelle Bewegungsausführung beim Training mit niedriger Belastung (im Pyramidenstumpf mit sechs und mehr Wiederholungen).

Für einen Sportler, der bei einer Krafttrainingsübung (z. B. Tiefkniebeuge unter Hantelbelastung) eine aBL von 150 kg vorweist, könnte das Pyramidentraining etwa so aussehen:

Satz 1: 100 kg in 10 Wiederholungen ⎫
Satz 2: 110 kg in 8 Wiederholungen ⎬— Pyramidenstumpf
Satz 3: 120 kg in 6 Wiederholungen ⎭
Satz 4: 130 kg in 4 Wiederholungen ⎫
Satz 5: 140 kg in 2 Wiederholungen ⎬— Pyramidenspitze
Satz 6: 150 kg für eine Wiederholung ⎭

Das Pyramidentraining verbindet somit das Maximalkraft- mit dem Schnelligkeitstraining. Für eine Steigerung der Maximalkraft trainiert man überwiegend in der Pyramidenspitze, für die Steigerung der Schnellkraft mehr im Pyramidenstumpf.

Die Methode der progressiven und regressiven Belastung empfiehlt sich für ein gezieltes Schnelligkeits- bzw. Schnellkrafttraining; sie bewirkt einen Gewinn an Bewegungsschnelligkeit, aber nicht oder nur kaum an Maximalkraft. Bei dieser Trainingsmethode wird ein Pyramidenstumpf trainiert und anschließend in umgekehrter Reihenfolge wieder zur Ausgangsbasis zurückgekehrt. Ein solches Training gestaltet sich etwa wie folgt:

Satz 1: 10 Wiederholungen mit 40 kg
Satz 2: 8 Wiederholungen mit 50 kg
Satz 3: 6 Wiederholungen mit 60 kg
Satz 4: 4 Wiederholungen mit 70 kg
Satz 5: 4 Wiederholungen mit 70 kg
Satz 6: 6 Wiederholungen mit 60 kg
Satz 7: 8 Wiederholungen mit 50 kg
Satz 8: 10 Wiederholungen mit 40 kg

Beim Zirkeltraining werden in einem Rundgang Übungen an mehreren Stationen absolviert; nach jedem absolvierten Satz wird an das nächste Gerät bzw. die nächste Übungsstation weitergewechselt. Es soll ein stetiges Wechseln von Arm-, Bein- und Rumpfübungen stattfinden; dadurch wird eine Monotonie beim Übenden vermieden und eine Ermüdung weitgehend hinausgezögert. Außerdem bewirkt das Zirkeltraining dann nicht nur eine Verbesserung der Muskelkraft, sondern auch der Kreislaufleistung. Da eine große Zahl von Übenden gleichzeitig beschäftigt werden kann, empfiehlt sich diese Trainingsform besonders für den Schul- oder Vereinssport.

Wird ein Kraft- oder Schnellkraftgewinn angestrebt, stellen wir die Übungen zu einem schweren Rundgang zusammen: Die Belastung ist hoch, die Wiederholungszahl gering, und es wird nach jeder Übungsstation eine vollständige Pause eingelegt. Der mittelschwere Rundgang soll hauptsächlich die anaerobe Ausdauerleistung verbessern. Mit einer mittleren Belastungshöhe von etwa 30 bis 50% aBL werden an jeder Station 15 bis 20 Wiederholungen absolviert; die Pausen sind kurz und unvollständig. Beim leichten Rundgang, der die aerobe Ausdauerleistung steigern soll, werden mit einer niedrigen Belastung von 20 bis 30% aBL hohe Wiederholungszahlen (20 bis 50) durchgeführt; Pausen fehlen völlig. Mit dem Zirkeltraining kann die Maximalkraft nicht in dem Maße erhöht werden wie mit anderen Krafttrainingsformen.

Wir stellen die Rundgänge nach dem jeweils beabsichtigten Übungseffekt zusammen. Einem ersten Rundgang können sich ein zweiter oder ein dritter anschließen.

Bei der Konstruktion von Trainingsprogrammen darf niemals vergessen werden, daß das Krafttraining (ich vermeide bewußt den Begriff „Bodybuilding") nur ein Hilfsmittel und keinesfalls Selbstzweck ist! Es kann das disziplinspezifische Training unterstützen, aber niemals ersetzen!

Ein Sprinter kann nun einmal sein Training auf der Aschenbahn und eine Volleyballspielerin ihre Arbeit mit dem Ball selbst durch intensivstes Krafttraining nicht erübrigen. Umfang, Intensität und Aufbau des Krafttrainings werden in den einzelnen Trainingsperioden verschieden ausgestaltet und haben sich dem eigentlichen Trainingsziel unterzuordnen. Richtig ausgeführt und optimal zusammengestellt, steigert es das konditionelle Niveau und damit die sportliche Form ganz erheblich.

Bei der Zusammenstellung des Krafttrainingsprogrammes gehen wir wie folgt vor:

1. Festlegung des Ausgangsniveaus und Zielvorgabe. Die Trainingsplanung richtet sich nach der aktuellen Leistungsfähigkeit des Sportlers; hiervon ausgehend werden Soll-Werte aufgestellt, die am Ende des entsprechenden Trainingsabschnittes erreicht werden sollen. Diese Werte müssen realistisch angesetzt werden, damit ein einmal erstellter Trainingsplan auch beibehalten werden kann und nicht etwa im

ungünstigsten Augenblick (Wettkampfperiode!) korrigiert werden muß.

Ausgehend von der Zielvorstellung, die es am Ende der einzelnen Trainingsperiode zu erreichen gilt, werden Teilziele für die jeweiligen Meso- und Mikrozyklen festgelegt. Innerhalb dieser kurzen Trainingszyklen sind Korrekturen am Trainingsplan möglich bzw. kann ein gewisser Spielraum eingeplant werden. Wenn Sie beispielsweise Ihre zu Beginn der Wettkampfperiode gegebene Bestleistung von 120 kg im Bankdrücken innerhalb der nächsten drei Monate auf 140 kg steigern wollen, sollten Sie sich vornehmen, das derzeitige Trainingsgewicht von 105 kg für drei Sätze zu sechs Wiederholungen jede Woche um ein Kilogramm zu erhöhen - nicht mehr und nicht weniger, ein durchaus realistisches Unterfangen. Sie wissen somit schon jetzt, daß Sie am Ende des ersten Monats ungefähr 110, am Ende des zweiten Monats ungefähr 115 und am Ende des dritten Monats 120 kg sechsmal hintereinander drücken können und damit auch die 140 kg im Einzelversuch sicher schaffen werden. Hierauf können Sie Ihre sonstige Trainings- und Wettkampfplanung aufbauen.

2. Festlegung der Umfangs- und Intensitätsentwicklung des Krafttrainings. In der Vorbereitungsperiode steht die allgemein-konditionelle Vorbereitung des Sportlers im Vordergrund; Umfang und Intensität des Krafttrainings steigen allmählich an. Am Ende dieser Trainingsperiode sollte der bei der Trainingsplanung festgelegte Soll-Wert erreicht worden sein. In der Wettkampfperiode wird keine weitere Steigerung, sondern nur noch der Erhalt des erreichten Kraftniveaus angestrebt. In der Übergangsperiode, die der aktiven Erholung dient, sinken Umfang und Intensität des Krafttrainings stark ab.

3. Die Festlegung der Krafttrainingsmethoden für die einzelnen Etappen des Trainingszyklus richtet sich danach, welche Kraftart in der jeweiligen Disziplin benötigt wird. In der Vorbereitungsperiode bietet sich zumeist die Anwendung des Blocksystems an, um zunächst einmal eine Steigerung der Maximalkraft zu erreichen. In der speziellvorbereitenden Etappe der Vorbereitungsperiode und in der Wettkampfperiode kommen - je nach den Erfordernissen der Disziplin - entsprechende Trainingsmethoden zur Steigerung der Kraftausdauer, der

Bewegungsschnelligkeit oder der Maximalkraft zum Einsatz. In der Übergangsperiode, die vornehmlich der Erholung dient, werden keine umfangs- oder intensitätsmäßig hohen Trainingsbelastungen absolviert. Die Methode der maximalen Krafteinsätze, ein Pyramidentraining mit Belastungen im Bereich der Pyramidenspitze oder das Blocksystem im höheren Intensitätsbereich sind in dieser Etappe tabu.

4. Auswahl der geeigneten Übungen. Bei der Gestaltung des Trainingsprogrammes kommt es auf die optimale Kombination von Aufwärmübungen, Kernübungen und ggf. notwendiger Ergänzungsübungen an.

Zum Abschluß: dehnen und lockern

Aufwärmübungen sollen den Sportler auf die nachfolgenden Belastungen vorbereiten, dürfen ihn aber keinesfalls erschöpfen. Umfang und Intensität dieser Übungen werden demnach auch nur in einem geringen Grad gesteigert. In Frage kommen insbesondere gymnastische Übungen mit und ohne Gerät, Übungsformen aus dem Ausdauertraining (z. B. Einlaufen, Seilspringen, Ergometertraining) und solche Krafttrainingsübungen, die mehrere große Muskelgruppen gleichzeitig beanspruchen (z. B. beidarmiges Reißen, beidarmiges Umsetzen, Strecksprünge - im niedrigen Intensitätsbereich).
Die Kernübungen bilden den Hauptteil der Trainingseinheit; sie sollen die hauptsächlich beanspruchten Muskeln und Muskelgruppen kräftigen.
Ergänzungsübungen sind zwar für sich genommen nicht leistungslimitierend, können aber bei der Ausführung der Kernübungen unterstützend und - besonders bei verletzungsanfälligen Sportlern - prophylaktisch wirken. Eine geeignete Ergänzungsübung für die Weitspringerin, deren Kernübung die Langhantelkniebeuge ist, wäre z. B. das Beinstrecken an der Beinstreckmaschine, um die empfindliche Kniepartie zu stärken.
Den Abschluß der Trainingseinheit bilden dehnende und lockernde Übungen, z. B. Gymnastik oder Massage. Hierdurch verhindert der Athlet einerseits Verhärtungen und Verspannungen der Muskulatur

und erhält sich andererseits die volle Beweglichkeit, die er für seine spezielle Disziplin braucht.

Auf eine detaillierte Beschreibung aller in Frage kommenden Übungen möchte ich an dieser Stelle verzichten, es würde den Umfang meiner Ausführungen sprengen. Hier sei auf die hervorragenden Bildbände von Al Murray und Bill Pearl verwiesen.

Beim Zusammenstellen einer Übungsfolge ist darauf zu achten, daß
- die für die jeweilige Sportart wichtigsten Muskelgruppen immer zuerst trainiert werden, solange die Leistungsfähigkeit des Sportlers noch nicht vermindert ist (Erschöpfung!),
- ein Aufwärmen vor dem eigentlichen Krafttraining die Erhöhung der Muskelkraft fördert,
- die Beine am Anfang und die Arme am Ende der jeweiligen Trainingseinheit belastet werden, falls keine andere Übungsreihenfolge zwingend erforderlich ist. Die Beine als größte Muskelgruppe können nur dann mit einer ausreichenden Intensität belastet werden, wenn der Athlet noch über seine volle Leistungsfähigkeit verfügt. Die Arme sind an nahezu allen anderen Übungen beteiligt, und somit können andere Muskelgruppen meist nicht mehr ausreichend belastet werden, wenn die Arme vorermüdet sind. Übungen zur Kräftigung des Trizeps sollten deshalb nach dem Training der Brust- und Schultermuskulatur, Übungen für den Bizeps nach solchen für die Rückenmuskulatur und Übungen für die Unterarme am Ende des Trainingsprogrammes erfolgen, wenn keine weiteren Übungen mehr eine Griff- und Haltekraft erfordern.

Für die Häufigkeit und Dosierung des Krafttrainings gilt, daß
- eine Mindestspannung, die beim Untrainierten etwa 40% aBL beträgt, überschritten werden muß, um einen Wachstumsreiz auf den Muskel auszuüben,
- man zum Erreichen eines weiteren Leistungszuwachses mit der Belastung um so höher an die Leistungsgrenze gehen muß, je höher der Muskel trainiert ist; bei Hochtrainierten können maximale Belastungen durchaus optimal sein,
- sich die größten Leistungssteigerungen einstellen, wenn nach dem Blocksystem in drei Serien zu sechs Wiederholungen trainiert wird,

- ein Training mit Intervallen von zwei Tagen zwischen den Trainings-einheiten einen bedeutend höheren Effekt ergibt als ein Training mit Intervallen von einem Tag,
- eine Trainingseinheit pro Woche ausreicht, um den erreichten Lei-stungsstand kurzfristig (bis zu ca. vier Wochen) zu halten, etwa während der Wettkampfperiode,
- ein Training, das seltener als einmal wöchentlich absolviert wird, keine Leistungssteigerung bewirken kann.

Es ist nun keinesfalls erforderlich, daß das Krafttraining für alle Muskel-gruppen des Körpers zu einer Trainingseinheit zusammengefaßt wer-den muß. Die zu belastenden Muskelgruppen können auch auf meh-rere Trainingstage aufgeteilt ("gesplittet") werden.
In der Sportpraxis haben sich mehrere Schemata für die Zusammen-stellung und Durchführung des Krafttrainings bewährt:
Das Ganzkörperprogramm wird an zwei Trainingstagen pro Woche durchgeführt. Sofern die jeweilige Disziplin keine andere Übungs-folge erfordert, sollten die einzelnen Muskelgruppen in folgendem Ablauf belastet werden: Aufwärmen, Beine, Brust, Schultern, Trizeps, Rücken, Bizeps, Bauch, Abschlußtraining. Das Training der Bauch-muskulatur kann sowohl am Anfang als Übergang vom Aufwärmen zu den Kernübungen als auch am Ende der Trainingseinheit als Über-leitung zum Abschlußtraining erfolgen.
Das gesplittete Trainingsprogramm für wöchentlich drei Trainings-tage gestaltet sich so:
Montag: Aufwärmen, Beine, Brust, Rücken, Bizeps, Bauch, Abschluß.
Mittwoch: Aufwärmen, Brust, Schultern, Trizeps, Rücken, Bizeps, Abschluß.
Freitag: Aufwärmen, Beine, Schultern, Trizeps, Bauch, Abschluß.
Ein gesplittetes Trainingsprogramm für wöchentlich vier Trainings-einheiten kann folgendermaßen zusammengestellt werden:
Montags und donnerstags: Aufwärmen, Brust, Schultern, Trizeps, Bauch, Abschluß.
Dienstags und freitags: Aufwärmen, Beine, Rücken, Bizeps, Abschluß.
In Frage kommt auch diese Variante:
Montags und donnerstags: Aufwärmen, Beine, Brust, Trizeps, Bauch, Abschluß.

Dienstags und freitags: Aufwärmen, Schultern, Rücken, Bizeps, Bauch, Abschluß.
Eventuell notwendige Ergänzungsübungen können in den jeweiligen Trainingsplan eingepaßt werden.
Die gesplitteten Trainingsmodelle haben ihren Platz in denjenigen Disziplinen, in denen die Körperkraft leistungsbestimmend ist und in denen die Kraft des ganzen Körpers und nicht nur eines isolierten Körperteils (z. B. der Beinmuskulatur) gefordert wird. Durch das Aufteilen des Übungsprogramms hält sich der Umfang der einzelnen Trainingseinheit im Rahmen, wodurch die Intensität gesteigert werden kann.

Was müssen krafttrainierende Diabetiker beachten?

Nun, zunächst einmal muß er vor dem Training wissen, welche Belastungen ihn erwarten, damit er seine Nahrungsaufnahme (Zusatz-BE) oder die Insulindosierung entsprechend korrigieren kann. Die Höhe eines zusätzlichen Kohlenhydratbedarfes und/oder der Insulinersparnis kann nur durch Ausprobieren ermittelt werden. Die Trainingsbelastung läßt sich vorher - im wahrsten Sinne des Wortes - grammgenau festlegen und abschätzen, so daß eine Berechnung problemlos möglich ist. Das Training selbst läßt immer genügend Spielraum für einen Blutzuckertest zwischendurch und eventuelle Korrekturen mit Insulin oder Kohlenhydraten. Die Gefahr einer schweren Stoffwechselentgleisung (Unterzuckerung) während des Trainings ist somit gering.

Zu bedenken ist allerdings, daß der krafttrainierte Sportler eine größere Muskelsubstanz als der Untrainierte hat und demnach auch mehr Glukose zum Auffüllen seiner Muskelglykogendepots braucht.

Damit begründet sich ein erhöhter Kohlenhydratbedarf nach anstrengenden Belastungen, der mitunter stundenlang anhält. Verzehrte Kohlenhydrate werden von den Glykogendepots in der Muskulatur aufgesogen, und der krafttrainierte Diabetiker ist nach der Belastung stärker hypoglykämiegefährdet als der Untrainierte. Dies gilt es bei der Insulindosierung zu berücksichtigten.

Erwähnenswert ist noch, daß sich das Körpergewicht durch das Krafttraining meist (langfristig) erhöht. Daraus ergibt sich nicht nur ein gesteigerter Nahrungsbedarf, sondern es können auch Änderungen in der Insulindosis erforderlich werden. Wie hoch eine Kohlenhydratmehraufnahme oder eine Herabsetzung der Insulindosierung durch das Training sein muß, sollte daher immer wieder überprüft werden.

8. Ausdauertraining

Als Ausdauer bezeichnet man die Ermüdungswiderstandsfähigkeit eines Sportlers; als Ermüdung wird die vorübergehende (reversible) Minderung der Leistungsfähigkeit definiert. Wir unterscheiden hierbei die

- körperliche Ermüdung, d. h. die reversible Herabsetzung der Skelettmuskelfunktion,
- geistige Ermüdung, also ein vorübergehendes Nachlassen der Konzentrationsfähigkeit,
- Sinnesermüdung, worunter die vorübergehende Einschränkung der Sinneswahrnehmung verstanden wird,
- Koordinationsermüdung, wenn das Aussenden von Bewegungsimpulsen vorübergehend reduziert ist,
- Antriebsermüdung, d. h. ein Nachlassen der willens- und gefühlsbedingten Antriebserregung für sportliche Leistungen.

Häufig führen die geistige und die Antriebsermüdung noch vor der körperlichen Ermüdung zum Leistungsabfall.
Deutliche Ermüdungszeichen sind u. a. Atemnot, Übelkeit, Abgeschlagenheit, Apathie, ein Nachlassen der Muskelkraft, verminderte Reflexantworten, Koordinationsstörungen, Konzentrations- und Aufmerksamkeitsminderung und eine verschlechterte Wahrnehmungsfähigkeit.

Diese Ermüdungszeichen entsprechen weitgehend allen bekannten Symptomen einer Unterzuckerung. Um sie der richtigen Ursache (Ermüdung oder Unterzuckerung) zuordnen und entsprechend reagieren zu können, müssen Sie Ihren Blutzuckerwert bestimmen!

Wesentliche Aufgaben der Ausdauer sind
- das möglichst lange Aufrechterhalten einer optimalen Belastungsintensität,

- ein Geringhalten unumgänglicher Intensitätsverluste bei längeren Belastungen,
- die Erhöhung der Belastungsverträglichkeit in Training und Wettkampf,
- eine Stabilisierung der Konzentrationsfähigkeit und der sportlichen Technik bei technisch komplizierten Sportarten sowie
- das Beschleunigen der Wiederherstellung nach Belastungen in Training und Wettkampf.

Für die Trainingspraxis müssen wir verschiedene Arten der Ausdauer unterscheiden:

Allgemeine Ausdauer bezeichnet die Ermüdungswiderstandsfähigkeit bei Ganzkörperbewegungen, z. B. beim Dauerlauf. Hierbei wird mehr als ein Sechstel der Skelettmuskulatur eingesetzt; das Herz-Kreislauf-System bestimmt die Ausdauerleistung.

Unter lokaler Ausdauer verstehen wir hingegen die Ermüdungswiderstandsfähigkeit einer kleinen Muskelgruppe von weniger als einem Sechstel der Skelettmuskulatur, beispielsweise die Armarbeit beim Boxen. Nicht das Herz-Kreislauf-System, sondern muskuläre Faktoren werden nun leistungsbegrenzend. Die lokale Ausdauer ist diejenige konditionelle Fähigkeit, die durch Training am stärksten zu verbessern ist.

Eine weitere Unterscheidung ist nach aerober und anaerober Ausdauerleistung sinnvoll.

Bei aerober Ausdauerleistung befinden sich Sauerstoffaufnahme und Sauerstoffverbrauch im Gleichgewicht.

Anaerobe Ausdauer hingegen ist dann gefordert, wenn die Sauerstoffzufuhr durch die Atmung den Sauerstoffverbrauch nicht mehr decken kann.

Nach den beiden grundsätzlichen Arbeitsweisen der Skelettmuskulatur (halten und bewegen) unterscheiden wir zudem zwischen statischer und dynamischer Ausdauer.

Die statische Ausdauer („Halteausdauer") ist in erster Linie durch eine Steigerung der maximalen statischen Kraft zu verbessern. Trotz Erhöhungen der Herzfrequenz, die sich bei solchen Ausdauerbelastungen zeigen, liegt weder eine Wirkung auf das Herz-Kreislauf-

System vor, noch kann die statische Ausdauerleistung über das Herz-Kreislauf-System angehoben werden.

Dynamische Ausdauer bezeichnet dagegen die Ermüdungswiderstandsfähigkeit bei dynamischer (bewegender) Muskelarbeit. Ist mehr als ein Sechstel der Skelettmuskulatur beteiligt, sprechen wir von allgemeiner dynamischer Ausdauer, bei der Beteiligung von weniger als einem Sechstel der Skelettmuskulatur von lokaler dynamischer Ausdauer. Nochmals untergliedern läßt sich der Ausdauerbegriff nach der Abhängigkeit von vorherrschenden Einflußfaktoren.

Kraftausdauer umfaßt die Ermüdungswiderstandsfähigkeit bei Belastungen mit erheblichen Kraftanforderungen. In diesem Bereich läßt sich die Leistungsfähigkeit vor allem durch eine Erhöhung der Maximalkraft verbessern.

Schnelligkeitsausdauer bezeichnet die Ermüdungswiderstandsfähigkeit bei Belastungen mit submaximaler bis maximaler Geschwindigkeit und überwiegend anaerober Energiebereitstellung. Für die zyklische Schnelligkeit bedeutet dies geringe Verluste in der Fortbewegungsgeschwindigkeit (beispielsweise beim Laufen), für die azyklische Schnelligkeit (z. B. beim Boxen, in Spielen) wiederholt hohe Kontraktionsgeschwindigkeiten trotz einer langen Gesamtbelastungsdauer.

Die **Spiel- oder Kampfausdauer** hält den Leistungsabfall in den verschiedenen Belastungssituationen der Sportspiel- und Kampfsportarten gering. Die Anforderungen an diese Ausdauerfähigkeit sind gekennzeichnet durch wiederholt kurze Phasen maximaler Belastungsintensität, Pausen mit relativer Erholung und einen hohen Belastungsumfang in der Gesamtaktivität.

Die **Mehrkampfausdauer** schließlich benennt die Fähigkeit, in den Einzeldisziplinen des Mehrkampfes die gesonderten Einzelleistungen ohne nennenswerten Leistungsverlust zu erbringen.

Eine weitere Aufgliederung des Begriffes „Ausdauer" richtet sich nach der jeweiligen Belastungsdauer.

Von **Kurzzeitausdauer** sprechen wir, wenn sich die Belastung über einen Zeitraum von ca. 20 Sekunden bis zu zwei Minuten erstreckt. Hier überwiegt die anaerobe Energiebereitstellung.

Bei der **Mittelzeitausdauer** liegt die Belastungsdauer über zwei und unter zwölf Minuten; aerobe und anaerobe Energiebereitstellung stehen in einem ausgewogenen, ungefähr gleichen Verhältnis.

Bei der Langzeitausdauer mit Belastungszeiten von zwölf und mehr Minuten erfolgt die Energiebereitstellung überwiegend bis ausschließlich aerob. Leistungsbestimmend sind vor allem die Höhe der anaeroben Schwelle (auf die ich im folgenden näher eingehe) und die Größe der Muskel- und Leberglykogenspeicher.

Eine letzte Differenzierung betrifft die Grundlagenausdauer und die spezielle Ausdauer des Sportlers.

Grundlagenausdauer bezeichnet die sportartunabhängige Ermüdungswiderstandsfähigkeit bei Langzeitbelastungen unter Einsatz großer Muskelgruppen. Sie hat eine Basisfunktion und einen Allgemeincharakter im Sinne von Vielseitigkeit. Ihre Aufgaben sind vor allem,

- die allgemeine körperliche Leistungsfähigkeit zu erhalten oder wiederzugewinnen,
- hohe Trainings- und Wettkampfbelastungen besser zu verkraften,
- die Regeneration nach Trainings- und Wettkampfbelastungen zu beschleunigen,
- eine hohe Ausgangsbasis für das spezielle Ausdauertraining zu liefern,
- das Durchhaltevermögen zu steigern und insgesamt die psychische Belastungstoleranz zu erhöhen.

Spezielle Ausdauer, die Anpassungsfähigkeit an die Belastungsstruktur einer Sportart, kann nur auf der Basis der Grundlagenausdauer entwickelt werden. Sie ist von den Besonderheiten der jeweiligen Disziplin im Sinne einer Spezialisierung bestimmt.

Grundlagenausdauer ist zwischen verschiedenen Disziplinen gut, spezielle Ausdauer dagegen nicht oder nur bedingt zu übertragen (z. B. Läufer/Schwimmer).

Um ein sinnvolles Ausdauertraining planen und durchführen zu können, sollten Sie einige sportbiologische Grundbegriffe kennen:

Ausdauerbelastungen beanspruchen vor allem das kardiopulmonale System, d. h. das Zusammenwirken von Atemsystem und Herz-Kreislauf-System. Gleichfalls gefordert werden die Skelettmuskulatur, zentrales und peripheres Nervensystem, vegetatives Nervensystem, das Hormonsystem und der passive Bewegungsapparat.

Die Energiebereitstellung in der Muskelzelle erfolgt

- durch den anaeroben Energiestoffwechsel, wenn große Energiemengen pro Zeiteinheit benötigt werden, also bei maximalen

Intensitäten. Die Energiebereitstellung erfolgt durch den Abbau energiereicher Phosphate ohne Beteiligung von Sauerstoff und ohne Milchsäure- bzw. Laktatbildung;

■ durch den aeroben Energiestoffwechsel, wenn der Energieverbrauch pro Zeiteinheit geringer ist. Unter Beteiligung von Sauerstoff werden Glukose, Glykogen und auch Fette zur Energiebereitstellung abgebaut;

■ durch Fettverbrennung; diese Form der Energiebereitstellung findet nur bei geringen Belastungsintensitäten oder aber bei Glykogenmangel (mit sinkender Intensität) statt.

■ Die Energiebereitstellung aus Eiweißen stellt eine Ausnahmesituation dar, tritt aber bei Ultra-Langzeitausdauerbelastungen auf. Eiweiße können nur aerob abgebaut werden.

Die verschiedenen Formen schließen sich nicht etwa gegenseitig aus, sondern ergänzen sich gewissermaßen. Welcher Weg der Energiebereitstellung gerade stärker bevorzugt wird, hängt von der Belastungsintensität ab.

Unter der Voraussetzung einer optimalen Belastungsintensität und einer ausreichenden Insulinwirkung können folgende Zeitbereiche mit dominanter Energiebereitstellung herausgestellt werden:

■ Im Zeitbereich unter ca. 30 Sekunden Belastungsdauer ist der Phosphatspeicher in der Muskelzelle ausschlaggebend,

■ ab ca. 30 Sekunden bis zwei Minuten gewinnt der aerobe Glukoseabbau an Bedeutung,

■ zwischen zwei und zehn Minuten steht die aerobe Glykogenverwertung an erster Stelle,

■ ab einer Belastungsdauer von ca. zehn Minuten ist die aerobe Glykogenverwertung entscheidend, ab ca. 45 bis 60 Minuten mit immer stärkerer Fettverbrennung.

■ Der anaerobe Weg der Energiebereitstellung wird mit kurzer Belastungsdauer ausschließlich, mit längerer Belastungsdauer zu einem immer kleineren Anteil in Anspruch genommen.

Diabetiker müssen beachten, daß Glukose ohne Insulin nicht aus dem Blut in die Muskelzelle gelangen und hier als Energiespender wirksam werden kann! Ein gewisser Mindest-Insulinspiegel muß also schon im Blut vorhanden sein!

Die aerobe Schwelle (AS) stellt die Grenze der rein aeroben Energie-bereitstellung dar. Bis zu dieser AS wird der Sauerstoffbedarf über die Atmung gedeckt. Milchsäure, die bis dahin entstanden sein kann, wird im Muskel selbst beseitigt.

Jenseits dieser Grenze tritt Milchsäure ins Blut über und sammelt sich an. Milchsäurebildung und -abbau halten sich im aerob-anaeroben Übergangsbereich (AANÜ) noch die Waage. Es besteht ein Milchsäu-re- (Laktat-)Gleichgewicht, solange die vorliegende Intensität nicht gesteigert wird.

An der anaeroben Schwelle (ANS) kann der Laktatabbau mit der Laktatproduktion nicht mehr Schritt halten. Die anhaltende Milch-säurebildung führt zu einer „Übersäuerung" des Muskels. Der Sauer-stoffbedarf kann nicht mehr über die Atmung gedeckt werden; Sie merken dies daran, daß Sie „ins Schnaufen" geraten.

Die Höhe der anaeroben Schwelle ist sehr gut trainierbar. Sie liegt

- bei Untrainierten bei einer Pulsfrequenz von ca. 140 - 150 Hf/min,
- bei Trainierten bei ca. 170 - 175 Hf/min,
- bei Hochtrainierten bei etwa 180 - 195 Hf/min.

Zu Beginn einer jeden Belastung tritt ein Sauerstoffdefizit ein, da Atmung und Herz-Kreislauf-System nicht schlagartig den plötzlich erhöhten Stoffwechselansprüchen genügen können.

Erst nach zwei bis vier Minuten stellt sich bei weniger intensiven Belastungen ein Gleichgewicht zwischen Sauerstoffaufnahme und Sauerstoffverbrauch ein (Sauerstoff-steady-state); es äußert sich durch gleichbleibende Herzfrequenz und Atemwerte. Bei rein aero-ben Stoffwechselbedingungen liegt hier die tatsächliche Dauerleistungs-grenze vor.

Nach Ende einer Belastung muß das zu Beginn eingegangene Sauerstoff-defizit abgetragen werden. Der in dieser Nachbelastungsphase aufge-nommene Betrag an Sauerstoff über den Ruhebedarf hinaus wird als Sauerstoffschuld bezeichnet. Nur bei leichten Belastungen entspricht die Sauerstoffschuld dem Sauerstoffdefizit, ansonsten stecken in ihr noch zusätzliche Mehr-Atmungsvorgänge, die in der Nachbelastungs-phase selbst begründet sind. Diese Sauerstoffmehraufnahme kann nach starken Belastungen bis zu einer Stunde anhalten.

Bei längerdauernder sportlicher Aktivität kommt es - in Abhängigkeit von der Belastungsintensität - zu einem Wärmestau. Dieser Wärmestau beeinträchtigt die Ausdauerleistungsfähigkeit erheblich; die Wirkungen können sich bei hohen Umgebungstemperaturen oder atmungsinaktiver Kleidung noch verstärken. Die gesteigerte Wärmeabgabe ist nur über die Schweißverdunstung möglich, verlangt also eine erhöhte Schweißproduktion.

Bezüglich des Schweiß- und damit verbundenen Elektrolyt- und Flüssigkeitsverlustes sind folgende Punkte von Bedeutung:

- Bereits ein Wasserverlust von 2% des Körpergewichtes (wenn er innerhalb kurzer Zeit eintritt) bzw. 4% (wenn er sich über Stunden erstreckt) mindert die Ausdauerfähigkeit.
- Der Flüssigkeitsverlust führt zu einer Bluteindickung und damit zu vermehrter Herzarbeit. Für den Diabetiker ist von Bedeutung, daß durch diese Bluteindickung auch der Blutzuckerspiegel (mg/dl) steigt (!), wenn nicht durch die Muskelarbeit in Verbindung mit der Insulinwirkung ein Glukoseabbau erfolgt.
  Die absolute Glukosemenge bleibt gleich , aber das Blutvolumen wird geringer.
- Mit dem Schweiß gehen dem Körper auch Elektrolyte verloren. Dieser Elektrolytabbau verursacht eigentlich erst die Reaktionen, die den Wasserverlusten zugeschrieben werden.

Bei einem Wasserverlust von zwei bis fünf Prozent des Körpergewichtes zeigen sich Durstgefühl, hoher Puls, Müdigkeit, Appetitlosigkeit, Muskelkrämpfe, Schwächegefühl und Aggressivität als typische Symptome. Ein Wasserverlust von sechs Prozent und mehr des Körpergewichts bewirkt Übelkeit, Schwindelgefühle, Kopfschmerzen, ausbleibende Speichelbildung, verschleiertes Sehen, Krämpfe, Koordinations- und psychische Störungen sowie Kreislaufversagen.

Diese Symptome entsprechen weitgehend den bekannten Unterzuckerungsanzeichen. Da (s. o.) bei starkem Flüssigkeitsverlust und fehlender oder unzureichender Insulinwirkung aber eher mit einem Blutzuckeranstieg zu rechnen ist, sollte der diabetische Sportler auf

jeden Fall (!) eine Blutzuckermessung durchführen, ehe Traubenzuk-
ker verzehrt oder gar Glukose oder Glukagon gespritzt werden! Denn
vor einer Fehlinterpretation sind selbst alte Hasen niemals sicher: Mir
passierte es schon oft nach dem morgendlichen Dauerlauf, daß ich
mich gewaltig unterzuckert fühlte: wacklige Knie, rasender Puls,
schweißgebadet und ein geradezu beängstigendes Schwächegefühl.
Das Reflektometer belehrte mich aber dann darüber, daß ich zwar
ganz schön erschöpft war, der Blutzuckerspiegel jedoch keinen Anlaß
zur Sorge gab. Mein Trainingspartner konnte also die Hypogluc-
Tube wieder zuschrauben.

Viel trinken!

Aus den vorgenannten Gründen muß der Ausdauertrainierende durch
rechtzeitiges und ausreichendes Trinken
- die Steigerung der Körpertemperatur niedrighalten bzw. verzögern,
- dem Elektrolytmangel und dem Flüssigkeitsverlust vorbeugen bzw.
  begegnen.

Für die Flüssigkeitszufuhr während langer Ausdauerbelastungen gilt
die Regel:
- Ein Liter pro Stunde eines Getränkes, das die Schweißelektrolyte
  ersetzt,
- verteilt auf etwa einen Viertelliter pro 15 Minuten,
- Beginn der Aufnahme vor dem Auftreten eines ausgeprägten Durst-
  gefühls; dieses stellt sich meist nach 45 bis 60 Minuten ein.
- Die Zuckerzufuhr in flüssiger Form sollte ca. 50 g je Stunde betragen.
Diese Forderungen sind in der Trainings- und Wettkampfpraxis nicht
immer zu erfüllen, sollten aber eine Leitlinie sein.
Zu beachten ist, daß der Schweiß eine andere Elektrolytkonzentration
als das Blut enthält. Beim Elektrolyt- und Flüssigkeitsersatz sind die
verlorenen Konzentrationsverhältnisse zu berücksichtigen. Im Kapitel „Die Ernährung des Sportlers" gehe ich hierauf näher ein.

Wollen Sie ein Ausdauertraining aufnehmen, müssen Sie sich zunächst einmal über Ihre Trainingsziele klar werden. Diese können nur sein:

- die Erhaltung oder Wiederherstellung der körperlichen Leistungsfähigkeit; dies bedeutet Training einer grundlegenden Gesamtausdauerleistungsfähigkeit oder
- die Steigerung der Belastungsfähigkeit im Rahmen des Leistungssports, was das Training einer spezifischen Ausdauerfähigkeit erfordert.

Als nächstes müssen Sie Ihre aktuelle Ausdauerleistungsfähigkeit bestimmen. Dazu empfehle ich Ihnen einen der folgenden Labortests:

1. Fahrradergometrie zur Feststellung der maximalen aeroben Leistungsfähigkeit. Hauptkriterium ist die Leistung in Watt je Kilogramm Körpergewicht (W/kgKG), die der Sportler erbringen muß, um zu einer Ausbelastung im Grenzbereich (170 - 180 Hf/min) zu kommen. Diese Belastung muß sechs bis acht Minuten durchgehalten werden können.
Die Leistungsfähigkeit wird wie folgt klassifiziert:
Maximalleistung unter 3 W/kgKG = untrainiert,
3 - 4 W/kgKG   = befriedigend ausdauertrainiert,
4 - 5 W/kgKG   = gut ausdauertrainiert,
5 - 6 W/kgKG   = sehr gut ausdauertrainiert,
über 6 W/kgKG   = Hochleistungszustand.
Die Testergebnisse sind für die Trainingspraxis erst dann brauchbar, wenn die festgestellte Leistung auf die Anforderungen der jeweiligen Disziplin (z. B. Laufgeschwindigkeit) umgerechnet werden kann.

2. Fahrradergometrie zur Feststellung der Belastungshöhe bei einer gegebenen Pulsfrequenz, i. d. R. bei 150 oder 170 Hf/min.

3. Anaerober Zweiphasentest mittels Fahrradergometrie: Ausgehend von einer Belastung von 1 W/kgKG wird die Belastung in zweiminütigen Intervallen bis zur Maximalleistung (Belastungsabbruch) erhöht. Eine Steigerung bis auf 5 W/kgKG gilt als eine sehr gute, bis auf 6 W/kgKG als eine Höchstleistung.

In der Trainingspraxis haben sich außerdem mehrere Feldtests (Testverfahren außerhalb des Labors) eingebürgert, die keinen großen Aufwand erfordern und durchaus aussagekräftig sind:

1. Der Cooper-12-Minuten-Lauftest zur Abschätzung der ANS. Anhand der in zwölf Minuten maximal erreichbaren Laufleistung erfolgt eine Klassifizierung:

zurückgelegte Entfernung in km	Leistungsgruppe
unter 1,61	I = sehr schlecht
1,61 - 2,0	II = schlecht
2,0 - 2,4	III = mäßig
2,4 - 2,8	IV = gut
über 2,8	V = sehr gut

Für Untrainierte kann die mittlere Laufgeschwindigkeit aus diesem Test mit der Laufgeschwindigkeit an der ANS identisch gesetzt werden.

2. Messung des Nachbelastungspulses zur Feststellung der Erholungsfähigkeit und damit der Qualität der Grundlagenausdauer. Die Zeitdauer vom Belastungsabbruch bis zum Wiedererreichen einer Pulsfrequenz von 100 Hf/min reicht für die Groborientierung aus. Normwerte für die Erholungszeiten nach längeren Belastungen sind

- drei Minuten und weniger (bis zum Erreichen von 100 Hf/min) für gut bis sehr gut Ausdauertrainierte,
- fünf Minuten für befriedigend Ausdauertrainierte.

Zur Feststellung der Erholungsqualität nach kurzfristigen Maximalbelastungen (mit Erreichen einer maximalen Herzfrequenz) wird die Pulsfrequenz fünf Minuten nach dem Belastungsabbruch gemessen. Hierbei gelten folgende Richtzahlen:
Eine Pulsfrequenz fünf Minuten nach der Höchstbelastung (Belastungsabbruch) von

über 130 Hf/min	= schlecht,
130 - 120 Hf/min	= ausreichend,
120 - 115 Hf/min	= befriedigend,
115 - 105 Hf/min	= gut,
105 - 100 Hf/min	= sehr gut,
unter 100 Hf/min	= Hochleistungszustand.

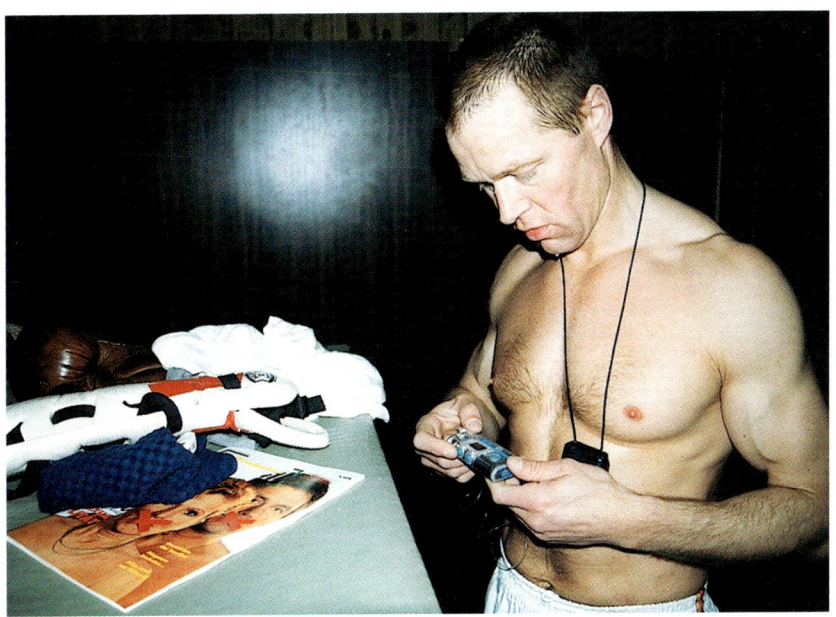

Diabetes und Leistungssport: Die Entscheidung für eine bestimmte Sportart, ...

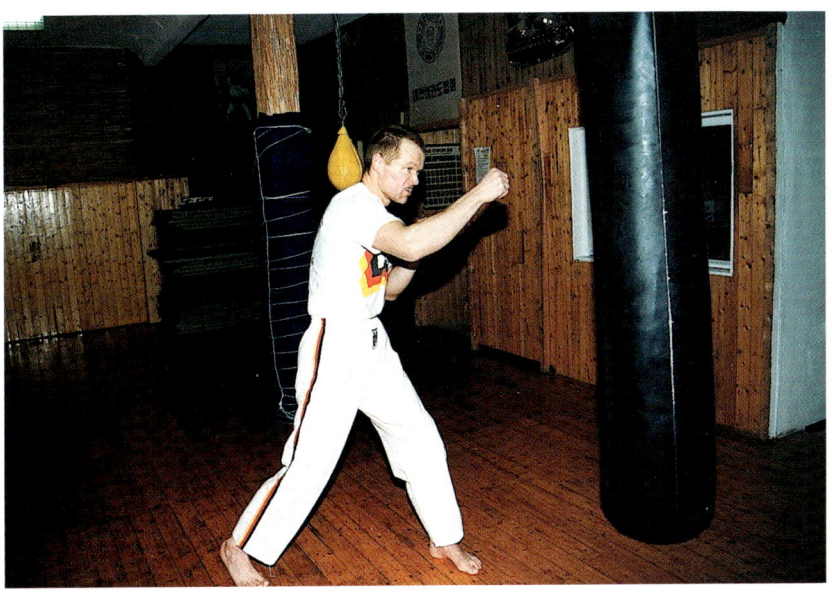

... sei es nun Boxen oder Bergsteigen, ...

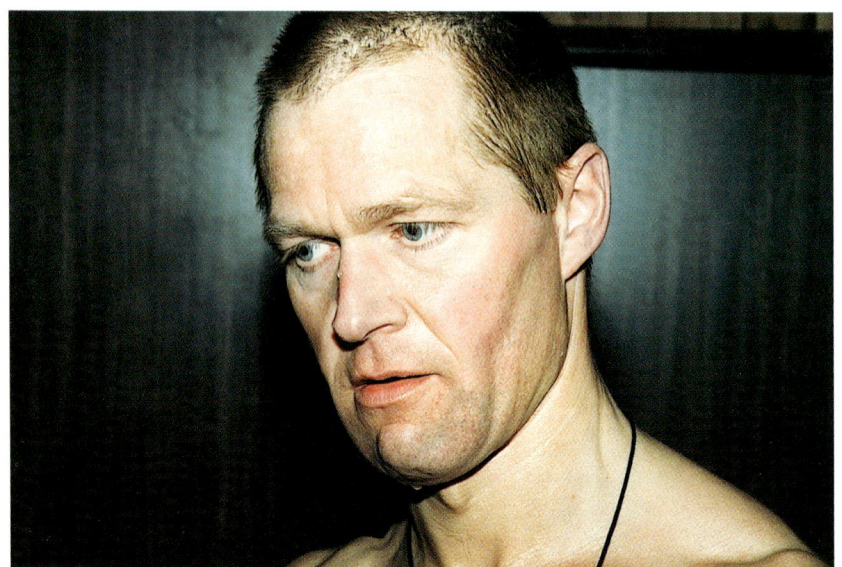

trifft der Diabetiker selbst ...

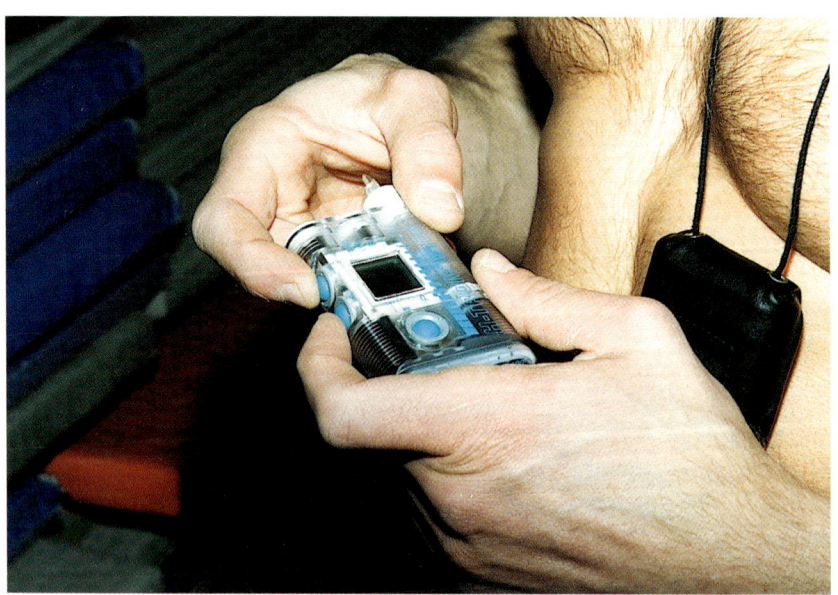

... Und wenn mein Trainingsziel darin besteht ...

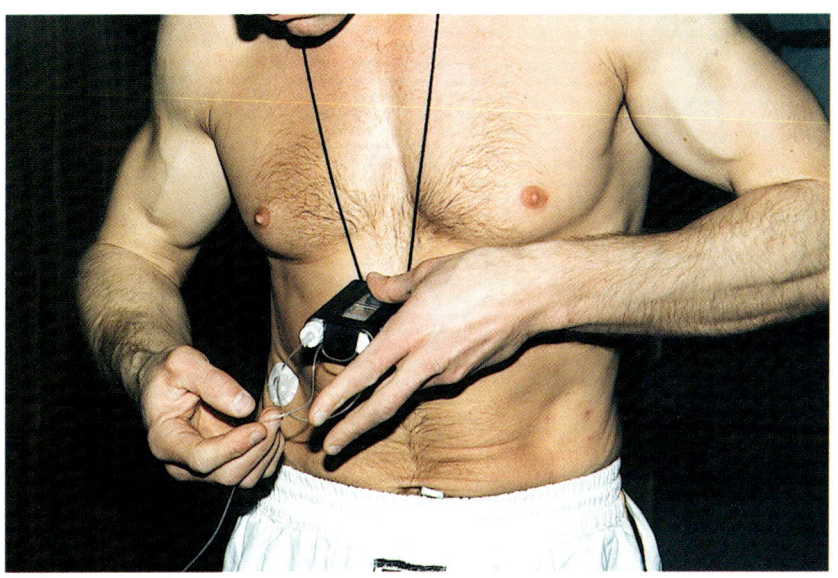

... eine maximale Leistung um jeden Preis zu erbringen, ...

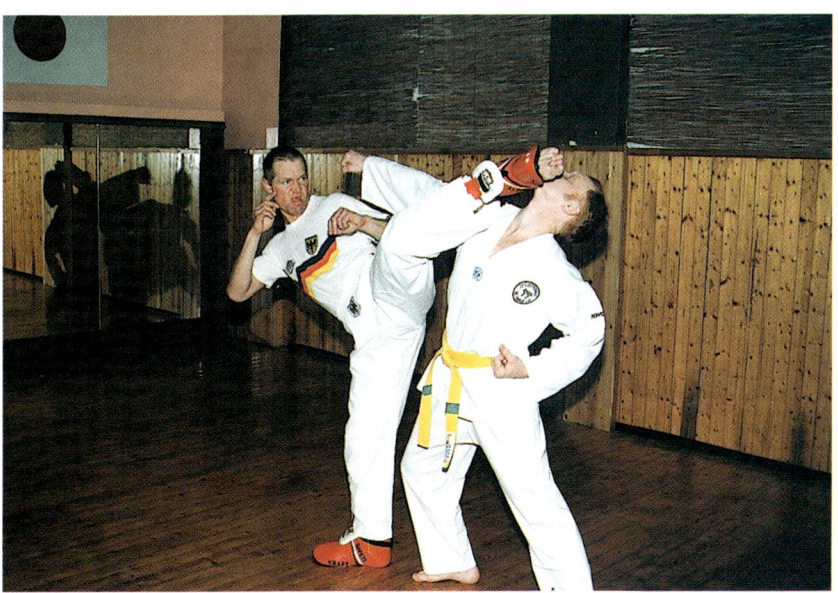

... dann habe ich dem alles andere unterzuordnen...

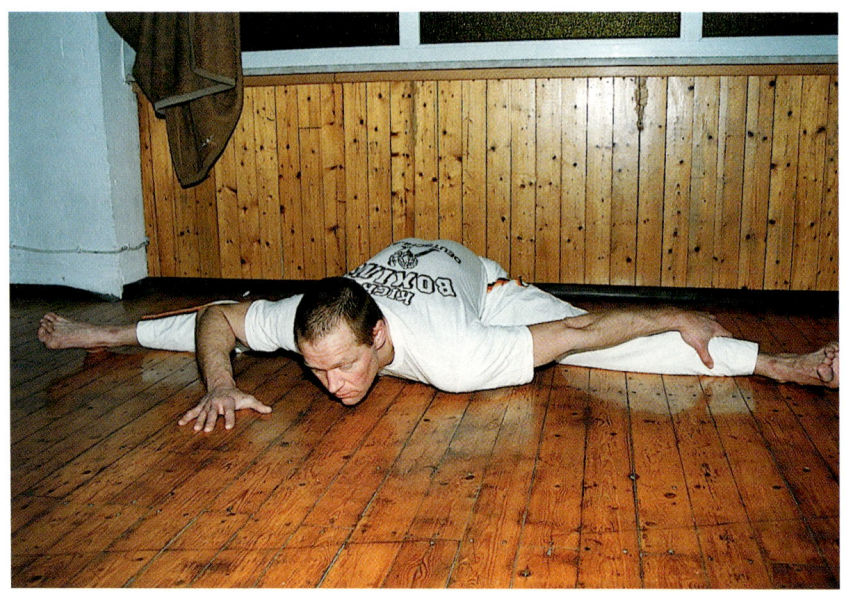

... auch den Diabetes ...

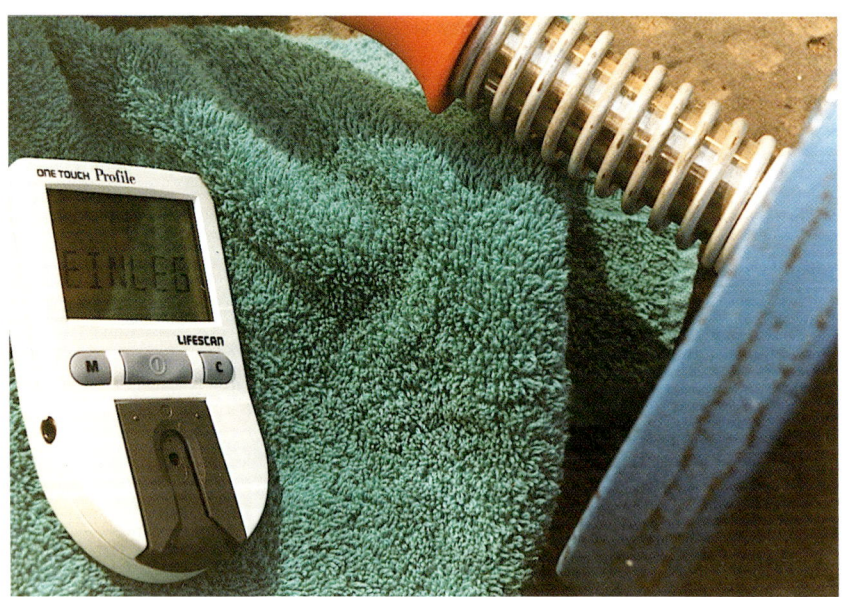

... aber: Blutzuckerkontrolle nicht vergessen (One Touch Profile, Lifescan).

3. Der Conconi-Test bestimmt die ANS über die Herzfrequenz-
änderung; er baut auf der Tatsache auf, daß die Herzfrequenz in
einem weiten Bereich linear mit der Belastung ansteigt. Dieser Test
wird folgendermaßen durchgeführt:

- Nach 15- bis 20minütigem Aufwärmen Beginn des Laufs auf einer
  Rundbahn mit einer bestimmten Geschwindigkeit: wenig Trainierte 70 Sekunden für 200 Meter, Trainierte 60 Sekunden.
- Alle 200 m kommt es zu einer Geschwindigkeitssteigerung; die
  200-m-Laufzeit wird um ca. zwei bis drei Sekunden reduziert.
- Mittels Pulsmeßgerät und Stoppuhr werden an den 200-m-Ab-
  schnitten Herzfrequenz und Laufzeit festgestellt und im Protokoll-
  blatt notiert.
- Es kommt bis zur vollen Auslastung auf etwa 12 bis 16
  Geschwindigkeitssteigerungen bzw. Messungen. Dies entspricht
  einer Laufstrecke von ca. 2.400 bis 3.200 m in etwa zehn bis zwölf
  Minuten.
- Aus den Protokolldaten werden die entsprechenden Wertepaare
  (Herzfrequenz und Laufgeschwindigkeit) auf Millimeterpapier ein-
  getragen. Durch Legen einer Geraden im linearen Teil wird der
  Punkt der kritischen Geschwindigkeit bestimmt. Dieser Punkt deckt
  sich mit der ANS.

Für eine sinnvolle Steuerung des Trainingsprozesses sollte das Ausdauertraining in bestimmte Intensitätsbereiche eingeteilt werden; das präzise Einhalten solcher Intensitätsbereiche ist vor allem dann von Bedeutung, wenn über die Erweiterung des Trainingsumfanges keine Leistungssteigerung mehr zu erzielen ist.

Die Zahl der Belastungsbereiche ist in den verschiedenen Sportarten recht unterschiedlich. Ich möchte dies anhand der sechs Intensitätsstufen des Radsporttrainings darstellen. Sie sind auf die Herzfrequenz ausgerichtet und berücksichtigen zudem die Altersstufen der Sportler:

Intensitätsstufe	Trainingsherzfrequenz Hf/min
I	160 - Lebensalter (LA)
II	170 - LA
III	180 - LA
IV	190 - LA
V	200 - LA
VI	210 - LA

Für einen zweckmäßigen Trainingsaufbau sollen Sie diese Werte in disziplinspezifische meßbare Größen (z. B. die Fahrtgeschwindigkeit) übertragen.

Als Diabetiker müssen Sie sich die Mühe machen, durch Ausprobieren herauszufinden, wie sich eine Belastung in den einzelnen Intensitätsstufen auf Ihren Blutzuckerspiegel und auf notwendige Anpassungen der Insulindosierung bzw. der Kohlenhydratzufuhr auswirkt.

Eine entscheidende Rolle spielen hierbei die Belastungsdauer und die verschiedenen Insulinsensitivitätszeiten: Eine bestimmte Trainingsbelastung wirkt sich frühmorgens naturgemäß ganz anders auf den Blutzuckerspiegel aus als etwa am Nachmittag oder am Abend.

Um die Ausdauerleistung zu erhöhen, stehen Ihnen verschiedene Trainingsformen zur Verfügung. In Frage kommen folgende Grundmethoden:

Bei Dauermethoden liegt eine ununterbrochene trainingswirksame Belastung über eine längere Zeitspanne vor. Der Trainingsgewinn ist aus der langen Belastungsdauer zu erwarten. Auf koordinativer Ebene wird das Einschleifen des angewandten Bewegungsablaufs, auf psychischer Ebene die Gewöhnung an Arbeitsmonotonie erwartet.

Bei Intervallmethoden findet ein planmäßiger Wechsel zwischen Belastungs- und Entlastungsphasen statt. In der Entlastungsphase kommt es zu keiner völligen Erholung, sondern es liegen unvollständige Pausen vor. Erholungskriterium ist die Herzfrequenz (Hf/min). Auf koordinativem Gebiet erfolgt die Festigung der Bewegungsausführung gegenüber Störeinflüssen (insbesondere Ermüdung), im psychischen Bereich die Gewöhnung an eine erneute Arbeitsaufnahme trotz unangenehmer Empfindungen. Es kommt zu einem Herzerweiterungsreiz und zu einem Wachstumsreiz auf den Herzmuskel.

Wiederholungsmethoden sind gekennzeichnet durch ein mehrmaliges, sehr intensives Belasten mit dazwischenliegenden vollständigen Pausen, in denen es zur völligen Erholung und Wiederherstellung der Leistungsfähigkeit kommt. Die Herzfrequenz soll bis zum Ausgangswert vor der Belastung, auf alle Fälle unter 100 Hf/min. sinken. Koordinativ geht es um die Ausführung intensiverer Belastungen als im Wettkampf, da meist mit kürzeren Belastungsdauern gearbeitet wird.

Wettkampf- oder Kontrollmethoden dienen der unmittelbaren Vorbereitung auf die Wettkampfsaison. Es liegt eine einmalige Belastung vor, die die maximale Leistung im Bereich der Wettkampfzeit oder Wettkampfstrecke erfordert. Es wird entweder die Wettkampfstrecke direkt absolviert, oder man belastet mit Überdistanzen (längere Dauer mit etwas reduzierter Intensität) oder Unterdistanzen (herabgesetzte Dauer mit erhöhter Intensität). Es werden wettkampfähnliche Funktionszustände des Organismus erreicht.

Aus diesen Grundmethoden lassen sich spezielle Trainingsmethoden entwickeln, deren betonte Wirkungsrichtungen gut zu fassen sind. Man kann hier auch von Belastungsmethoden mit akzentuierter Einwirkung sprechen.

Für die Methodenauswahl können nicht nur rein sportliche, sondern auch pädagogische und psychologische Gesichtspunkte eine Rolle spielen. Neben rein körperlichen Trainingszielen sind ja auch solche wie Willenskraft, Härte gegen sich selbst, Steigerungsfähigkeit zu höheren Leistungen, wettkampfspezifische Belastungsverträglichkeit oder Streßtoleranz zu verfolgen.

Bei der **Konstruktion von Ausdauer-Trainingsplänen** müssen Sie mehrere Gesichtspunkte berücksichtigen. Zunächst ist zu klären, welche Ausdauerart die jeweilige Disziplin erfordert. Da es nahezu unmöglich ist, eine einzelne Ausdauerart selektiv zu trainieren, können die verschiedenen Trainingsformen nur Schwerpunkte setzen. Dies ist jedoch kein Nachteil, denn die meisten Sportarten erfordern ohnehin einen Komplex mehrerer Ausdauerarten.

Eine Rolle spielt außerdem, ob eine hohe Ausdauerleistung in Ihrer jeweiligen Disziplin leistungsdeterminierend ist oder ob sie „nur" die Trainings- und Wettkampfbelastung verträglicher machen bzw. einer beschleunigten Regeneration dienen soll: Auch in Kraft- und Schnellkraftdisziplinen brauchen Sie eine gewisse Ausdauerleistungsfähigkeit, um ein hohes Trainingspensum, eine lange Wettkampfdauer und Wettkampfstreß ohne wesentliche Leistungseinbußen zu überstehen und um die Erholungsfähigkeit günstig zu beeinflussen.

Bei der Übungsauswahl und Trainingsgestaltung sollten Sie auf den Einsatz der disziplinspezifischen Skelettmuskulatur achten!

Bitte vergessen Sie nie, daß ein hohes Niveau der Grundlagenausdauer die Voraussetzung zur Ausbildung spezieller Ausdauerformen darstellt!

Ihre Grundlagenausdauer können Sie sportartunspezifisch erwerben. Geeignet sind hierzu alle zyklischen Fortbewegungsformen (auch auf Imitationsgeräten), sofern sie mehr als ein Sechstel der Skelettmuskulatur beanspruchen und über längere Zeit hinweg erfolgen. Ihr Ausdauertraining braucht also keineswegs nur aus eintönigen Waldläufen zu bestehen, sondern darf auch zügiges Streckenschwimmen, Radfahren, Seilspringen, Training auf dem Fahrrad- und Ruderergometer, dem Laufband oder dem Treppensteigegerät beinhalten. Um ausreichende Verbesserungen zu erreichen, sollten Sie Ihr Grundlagenausdauertraining im Rahmen der Jahresperiodisierung über einen Zeitraum von mehreren Monaten durchführen. Auf diesem Grundlagenausdauertraining baut das Training der spezifischen (sportartbezogenen) Ausdauer auf. Das spezielle Ausdauertraining kann das Training der Grundlagenausdauer allerdings niemals vollständig ersetzen; dieses muß daher stets zu einem gewissen Anteil beibehalten werden.

Beim Training der Grundlagenausdauer sollten Sie so vorgehen:

- Als erstes entscheiden Sie sich für eine geeignete Übung, z. B. das Radfahren.
- Sie beginnen mit einer bestimmten Trainingshäufigkeit, z. B. zwei Trainingseinheiten pro Woche, und erhöhen kontinuierlich die Trainingshäufigkeit: von zwei Trainingsabenden auf drei, von drei auf vier, von vier auf fünf oder gar auf sechs.
- Als nächstes erhöhen Sie den Belastungsumfang innerhalb der einzelnen Trainingseinheiten: Von anfangs vielleicht 15 km wird die Fahrtstrecke auf 20, 25, 30 und mehr Kilometer ausgeweitet.
- Zum Schluß setzen Sie die Trainingsintensität nach und nach herauf, etwa indem Sie die Fahrgeschwindigkeit steigern, in einem höheren Gang als bisher fahren, sich ein Zusatzgewicht auf den Gepäckträger legen oder im Gebirge bergauf spurten. Die nachstehenden Trainingsformen geben Ihnen hierzu einige Anregungen.
- Wenn Ihre Grundlagenausdauer nach einigen Monaten ein zufriedenstellendes Niveau erreicht hat, gehen Sie schrittweise dazu über, sie teilweise - nicht völlig! - durch ein spezielles Ausdauertraining zu ersetzen.

Ausdauertraining optimal anpassen

Nach Möglichkeit erfolgt das Ausdauertraining in Nicht-Ausdauerdisziplinen in einer eigenen Trainingseinheit. Ist dies nicht möglich, sollte es zum Abschluß der jeweiligen Trainingseinheit durchgeführt werden: Die Erschöpfung des Gesamtorganismus beeinträchtigt dann nicht mehr ein evtl. vorrangiges Kraft-, Schnelligkeits-, Technik- oder Taktiktraining. Aus dem gleichen Grund hat innerhalb der Trainingseinheit das Training der GLA nach (!) dem der spezifischen Ausdauer zu erfolgen. Sind Kraft-, Schnelligkeits- und Ausdauerleistungen annähernd gleichbedeutend, so können sie in einer gemeinsamen Trainingseinheit zusammengefaßt werden. Das Ausdauertraining muß optimal in den Gesamttrainingsplan eingepaßt werden und darf auch die Erholungsfähigkeit für vorrangigere Trainingsabschnitte (z. B. das Krafttraining) nicht beeinträchtigen.

Als Trainingsformen zur Erhöhung der Grundlagenausdauer (Verbesserung der aeroben und anaeroben dynamischen Ausdauer) kommen in Frage:

Das Terrassentraining (Intervallprinzip): Absolviert wird eine längere Laufstrecke, auf der sich Belastung und Erholung wellenförmig abwechseln. Dem häufigeren Laufen über kurze Strecken mit höherer Intensität wird eine höhere Bedeutung beigemessen als dem Laufen einer längeren Strecke mit mäßiger Geschwindigkeit. Jede Belastung baut in Form einer Terrasse auf der vorhergehenden Entlastung auf. Diese Trainingsform wird i. d. R. im Gelände absolviert.

Das Fahrtspiel (komplexes Training) wird im Gelände über unterschiedlich lange Strecken durchgeführt. Die Laufgeschwindigkeit paßt sich dem Gelände an; das Fahrtspiel dient also zugleich dem Erwerb von Schnelligkeit und Ausdauer. Eine Trainingseinheit besteht beispielsweise aus: Einlaufen - 2.000 m gleichmäßiges Tempo - gehen - Intervalle: 50-m-Sprints abwechselnd mit 50-m-Trabpausen bis zur leichten Ermüdung - 300 m volles Tempo bergauf - lockeres Traben - ggf. Wiederholung der Runde.

Das Ausdauertraining nach van Aaken bezeichnet ein im Gelände und auf Straßen durchgeführtes Lauftraining über längere Strecken und dient der Verbesserung der allgemeinen aeroben Ausdauer. Die Belastungen sollen eine Herzfrequenz von 130 Hf/min nicht übersteigen, also nicht in den anaeroben Bereich gehen. Für die Trainingsgestaltung gibt es mehrere Varianten nach Art des Fahrtspiels.

Das Freiburger Intervalltraining wird über kurze Strecken (100 bis

300 m) mit hoher Belastungsintensität und geringen Pausen durchgeführt. Nach Erreichen einer Pulsfrequenz von über 180 Hf/min erfolgt überlappend - ehe die volle Erholung eingetreten ist - bei ca. 130 Hf/min der neue Reiz. Der Trainingsumfang liegt bei 40 bis 60 Belastungsreizen je Trainingseinheit.

Bedeutung hat dieses Intervalltraining vor allem durch die schnelle Herzvergrößerung, durch die schnelle anaerobe Energiegewinnung und vor allem durch das Training der Willensstärke.

Das Polnische Laufspiel geht auf das Fahrtspiel zurück, wird wie dieses im Gelände durchgeführt, enthält aber zusätzlich gymnastische Übungen als Teil des Trainingsprogrammes und ist systematisch aufgebaut: 45 Minuten Aufwärmen mit Traben, Gymnastik, Dehnung und Lockerung - 20 Minuten Schulung des Laufrhythmus mit vier bis sechs Steigerungsläufen über 150 bis 200 m - 20 Minuten Tempoläufe (fünf- bis zehnmal über 300 bis 800 m) - 30 Minuten Beruhigung durch Sprünge, Lockerung, Traben.

Auch die Naturmethode, ebenfalls eine komplexe Trainingsform, ist eine Weiterentwicklung des Fahrtspiels. Das Training wird ohne festen Plan, aber höchst intensiv, durchgeführt und enthält u. a. Krafttraining, Sprints, Schwimmen und Sanddünen-Bergauflaufen bis zur völligen Erschöpfung. Auffallend ist die sehr hohe Zahl der Trainingskilometer.

Das Marathontraining nach Lydiard ist systematisch auf ein einziges großes Rennen in der Saison ausgerichtet. Kennzeichnend sind die vielen Trainingskilometer - nicht unter 150 pro Woche -, die in einem gleichbleibenden Tempo gelaufen werden.

Das Intervalltraining nach Igloi bezeichnet ein sehr intensives Serientraining, bei dem mehrere kurze Sprints mit kurzen Pausen in Serien gelaufen werden, z. B. drei Serien zu zehnmal 150 m. Nach diesem Intervalltraining wird zweimal täglich trainiert; die individuelle Belastung legt man anhand des Ermüdungszustandes fest.

Diese Übungsformen beruhen auf den Trainingsprinzipien des Langstreckenlaufes, können aber in mehr oder weniger abgewandelter Weise auch beim Training mit dem Fahrrad- oder Ruderergometer oder dem Laufband angewandt werden.

Das Ergometertraining, insbesondere das Training auf dem Fahrradergometer, bietet folgende Vorteile:

- Unabhängigkeit von Straßen- und Witterungsverhältnissen und von der Laufstrecke,
- gelenkschonend im Vergleich zum Lauftraining,
- die Trainingsbelastung kann exakt dosiert und auch während der Belastung problemlos kontrolliert werden, etwa durch Geschwindigkeitsmesser, Schlagzähler, Wegstreckenzähler, Zeitschaltuhr oder Stoppuhr, Watt-Einstellung, Puls- und Blutdruckmeßgerät usw.
- Für den Diabetiker ist wichtig, daß notwendige Blutzuckerkontrollen und Insulininjektionen auch während der Belastung problemlos möglich sind. Ein Lauftraining im Gelände hingegen muß hierfür unterbrochen werden, was die Trainingswirkung durchaus einschränken kann. Die exakte Kontrolle der Trainingsbelastung auf stationären Geräten erlaubt zudem genaue Rückschlüsse auf Insulinwirkung und Energieverbrauch (Zusatz-BE, um den Blutzuckerspiegel in einem bestimmten Zielbereich zu halten), die bei externer Trainingsarbeit nur selten so präzise möglich sind.

Die Trainingshäufigkeit für eine optimale Wirkung des Ausdauertrainings liegt bei minimal drei Trainingseinheiten pro Woche, und die Intervalle zwischen den Trainingstagen sollten ein bis zwei Tage betragen. Anfänger und Untrainierte erzielen bereits mit ein bis zwei Trainingseinheiten wöchentlich einen (allerdings geringen) Leistungszuwachs. Ein Training, das seltener als einmal wöchentlich absolviert wird, reicht weder zu einer Leistungssteigerung aus noch zum Erhalt eines auch nur bescheidenen Trainingsniveaus.

Beim Erstellen Ihres individuellen Trainingsplanes müssen Sie unbedingt darauf achten, daß die notwendigen Regenerationszeiten eingehalten und berücksichtigt werden.

Der Regenerationsprozeß nach Ausdauerbelastungen wird pauschal in eine Frühphase, Spätphase und Superkompensationsphase aufgeteilt.

In der Frühphase (Dauer bis zu sechs Stunden nach der Belastung) kommt es zu einer Normalisierung von Herzfrequenz, Atemfrequenz und Blutdruck sowie zur Wiederherstellung der Nerv-Muskel-Funktionen.

In der sechs bis 36 Stunden dauernden Spätphase werden Muskel- und Leberglykogen aufgefüllt.

In der Superkompensationsphase erfolgt ein Mehrausgleich über das Ausgangsniveau hinaus. Diese Superkompensationsphase kann 36 Stunden bis zu mehreren Tagen und Wochen dauern.

Ausdauerbelastungen sind hinsichtlich der Regeneration primär nach ihrer Intensität zu beurteilen; an zweiter Stelle ist die Belastungsdauer mit heranzuziehen. Training im extensiven Belastungsbereich unter einer einstündigen Dauer beansprucht weder die Glykogenreserven noch die neurohormonelle Regulation stark. Es wird gerne als Regenerationstraining durchgeführt und ist täglich möglich. Extensives Training von anderthalb Stunden Dauer (und länger) bringt eine starke Glykogenspeicherausbeutung mit sich und erfordert daher eine Regenerationsdauer von ein bis zwei Tagen.

Intensives Training im ANS-Bereich ist bei gezielter Kohlenhydraternährung nach etwa 24 Stunden wieder möglich. Auf Dauer gesehen verlangt der beanspruchte Hormonhaushalt aber eine zweitägige Regenerationsphase. Intensives Training mit anaeroben Belastungen (intensives Intervalltraining, intensive Wiederholungsarbeit) verlangt eine zwei- bis dreitägige Regenerationszeit.

Nach Ausdauerwettkämpfen kann wegen der stärkeren Beanspruchung im Vergleich zu selbst intensivem Training die Erholungsdauer verlängert sein. Bei Kurz- und Mittelzeit-Ausdauerwettkämpfen ist erst nach drei Tagen, nach Marathon- und Ultra-Langzeitdauer-Wettkämpfen frühestens nach fünf Tagen mit intensiverer Belastungsmöglichkeit zu rechnen.

Der Erholungsprozeß darf sich nicht selbst überlassen bleiben, sondern Sie sollten ihn durch regenerationsfördernde Maßnahmen gezielt unterstützen. Bewährt haben sich entspannende Auslaufübungen als Abschluß des Trainings, die Wiederherstellungsmassage nach größeren Anstrengungen, Saunagänge (im ausreichenden Abstand vom Belastungsende), Warmwasserbäder (ca. zehn bis fünfzehn Minuten in etwa 38 Grad warmem Wasser) und Solarienbestrahlungen oder Sonnenbäder.

Die Regenerationsphase beginnt unmittelbar nach Belastungsende, und erste regenerationsunterstützende Maßnahmen müssen bereits jetzt greifen.

Die Wirkung des Ausdauertrainings können Sie noch durch einige unterstützende methodische Maßnahmen verstärken:
Höhentraining in Höhenlagen von 1.800 bis 2.800 m dient zur Vorbereitung auf Wettkämpfe im Flachland. Um es wirksam nutzen zu können, sollten Sie einige Punkte beachten:

- Höhentraining setzt bereits einen guten Ausdauertrainingszustand voraus, den Sie im Flachland erwerben müssen.
- Mit der Wiederholung von Höhenaufenthalten verbessern sich die Anpassungserscheinungen des Organismus. Deshalb ist ein wiederholtes Höhentraining von ca. 15 bis 18 Tagen wirksamer als ein einmaliger Aufenthalt.
- Während der ersten drei bis vier Tage des Höhentrainings sollten Sie mit reduzierter Belastungsintensität und längeren Pausen als gewohnt trainieren.
- Wasser-, Elektrolyt- und Kohlenhydratbedarf können erhöht sein. Als medikamentös behandelter Diabetiker sind Sie somit unterzuckerungsgefährdet!
- Nach der Rückkehr ins Flachland ist mit einer drei- bis fünftägigen Anpassungsphase zu rechnen. Erst danach ist die Ausdauerleistungsfähigkeit erhöht; dieser Zustand hält nicht länger als etwa zwei bis drei Wochen an.
- Mit Höhentraining verbessern Sie Ihre aerobe, weniger die anaerobe Ausdauerleistungsfähigkeit.

Die Anwendung erschwerender Trainingsbedingungen soll in erster Linie eine verstärkte Auslastung bewirken. Erschwerungen dürfen jedoch nur in einem solchen Ausmaß erfolgen, daß Sie die Bewegungen noch über die Zeitdauer der Wettkampfbelastung hinaus durchführen können. Der ursprüngliche Bewegungsablauf darf durch die Erschwerung auf keinen Fall abgefälscht werden.

Je nach Sportart liegen für das Schaffen erschwerender Bedingungen verschiedene Möglichkeiten vor, z. B. Zusatzlasten wie Gewichtsweste und Gewichtsmanschetten, laufen bergan oder bei Gegenwind, im Radsport fahren mit größeren Übersetzungen als gewohnt, auch das Schwimmen in Gegenströmungen usw. Aus den erschwerenden Bedingungen ist ein etwas erhöhter Krafteinsatz der Funktionsmuskulatur und damit eine größere Trainingseinwirkung zu erwarten: Ausdauerübungen mit einem gewissen Kraftanteil bringen höhere Sauerstoffaufnahmen als „reine" Ausdauerübungen mit sich.

Ein zielgerichtetes Ausdauertraining ist für Sportler aller Disziplinen unverzichtbar. Dies gilt auch für Sie als Diabetiker. Ihre diabetische Stoffwechsellage steht einem zielgerichteten Ausdauertraining keinesfalls entgegen; Sie sollten jedoch einige Punkte beachten, die ich nochmals kurz zusammenfassen möchte:

- Das Training auf stationären Geräten, z. B. auf dem Fahrradergometer, bietet Ihnen den Vorteil, notwendige Blutzuckerkontrollen und Insulingaben ohne nennenswerte Trainingsunterbrechungen durchführen zu können. Zudem ist die Belastung auf solchen Geräten besser kontrollierbar und ermöglicht so ein exaktes Anpassen von Insulin und Kohlenhydraten.
- Bei der Konstruktion des Trainingsplanes sollten Sie solche Trainingsformen bevorzugen, bei denen die Belastungsdauer und -intensität vorher feststehen und nicht etwa während des Trainings spontan gewählt werden - schließlich müssen Insulin- und Nahrungszufuhr darauf abgestimmt werden! Andernfalls besteht für Sie das Risiko schwerer Stoffwechselentgleisungen.
- Die subjektiven Erschöpfungszeichen nach einer intensiven Ausdauerbelastung - z. B. Müdigkeit, Schwindel- und Schwächegefühl - können mit Hypoglykämiesymptomen verwechselt werden. Eine Abklärung durch engmaschige Blutzuckerkontrollen während und

nach der Belastung ist unverzichtbar, damit diese Symptome der richtigen Ursache (Erschöpfung oder Hypoglykämie) zugeordnet werden und Sie entsprechend reagieren können.

• Durch die Bluteindickung nach starken Flüssigkeitsverlusten ist der Blutzuckerspiegel nach einer Ausdauerbelastung eher erhöht als etwa durch die vorangegangene Muskelarbeit gesenkt. Da er nach einer Flüssigkeitszufuhr wieder entsprechend abfällt, kann eine Blutzuckermessung erst dann Ausgangswert für eine Blutzuckerkorrektur sein, nachdem der Flüssigkeitsverlust ausgeglichen worden ist, d. h. nachdem Sie getrunken haben.

• Nach der Belastung werden vorrangig die Glykogendepots wieder aufgefüllt. Bis es soweit ist, müssen Sie mit einem erhöhten Kohlenhydratverbrauch und damit mit einer verstärkten Unterzuckerungsgefahr rechnen. Sie sollten das Insulin deshalb in der ersten Nachbelastungsphase sehr zurückhaltend dosieren.

9. Diabetes und Leistungssport - Leistungssport und Diabetes

Als der Amerikaner Tim Belknap 1984 Weltmeister im Bodybuilding wurde, stand die Sportwelt kopf. Einmal, weil es ihm als krassem Außenseiter gelungen war, die ganze Weltelite auf die Plätze zu verweisen, und vor allem, weil ein nach Einschätzung der Fachpresse todkranker Mann sich zu einer solchen Leistung hatte aufschwingen können: Tim Belknap ist Diabetiker seit seinem zweiten Lebensjahr. „Daß ich das schaffe", verriet das nur 1,62 m große Muskelpaket später, „hätte mir niemand zugetraut, am allerwenigsten mein Arzt. Der war strikt dagegen, daß ich überhaupt Sport treibe. Er sagte, sowas sei für einen Diabetiker unverantwortlich."
Eine Ansicht, mit der der gute Mann keineswegs alleine dastand. Es ist für einen Diabetiker doch schon schwer genug, mit den derzeit möglichen Therapieformen normale Blutzuckerwerte zu halten; muß das denn noch durch körperliche Extrembelastungen bis in die Grenzbereiche des Möglichen zusätzlich kompliziert werden?

Nun, die Entscheidung für eine bestimmte Sportart, sei es nun Boxen oder Bergsteigen oder was auch immer, trifft der Diabetiker selbst, und auch die für das Engagement, mit der er sie ausübt. Und wenn sein Trainingsziel darin besteht, eine maximale Leistung um jeden Preis zu erbringen, dann hat sich dem alles andere unterzuordnen - auch der Diabetes. Er kann durchaus einmal ins zweite Glied zurückgedrängt werden - was aber keineswegs bedeuten soll, daß das therapeutisch Notwendige unterlassen wird.

Ein Leistungsmaximum kann nämlich nur dann erreicht werden, wenn Diabetestherapie, Ernährung und körperliche Beanspruchung sinnvoll aufeinander abgestimmt werden.

Auf das „sinnvoll" kommt es dabei an, darauf, die Auswirkungen sportlicher Betätigung auf den Blutzuckerspiegel möglichst exakt

vorauszuberechnen und zu wissen, inwieweit Muskelarbeit, Insulindosierung und Diät voneinander abhängen und sich gegenseitig beeinflussen.

Um diese Wirkungsweisen zu verstehen, sollten wir uns zunächst
einige Stoffwechselvorgänge, die unter körperlicher Belastung im
Organismus ablaufen, ein wenig genauer ansehen:
Der wichtigste Energiespender für die Muskelzelle ist Traubenzucker
(Glukose).

Beim Stoffwechselgesunden führt Muskelarbeit zu einer verstärkten
Glukoseproduktion und zu einer vermehrten Zuckerfreisetzung aus
den Zuckerspeichern in Leber und Muskulatur einerseits und zu einer
vermehrten Glukoseaufnahme der Muskelzelle aus dem Blut andererseits. Weiter schüttet seine Bauchspeicheldrüse unter körperlicher
Betätigung weniger Insulin aus. Da jedoch zugleich die Insulinempfindlichkeit steigt, bleibt der Blutzuckerspiegel innerhalb des
Normalbereichs: Glukoseproduktion, Zuckerfreisetzung, Glukoseverbrauch, Insulinfreisetzung und Insulinempfindlichkeit halten einander die Waage.

Beim insulinbehandelten Diabetiker laufen diese Stoffwechselprozesse
jedoch etwas anders ab: Auch bei ihm werden die Zuckerspeicher in
Muskulatur und Leber entleert, auch bei ihm nimmt die Muskelzelle
vermehrt Glukose aus dem Blut auf. Seine Glukoseproduktion ist
allerdings unzureichend.

Durch die Muskelarbeit wird das gespritzte Insulin
mobilisiert; es kommt zu erhöhten Insulinspiegeln im
Blut, und die Insulinempfindlichkeit steigt.

Die Folge: Der Blutzuckerspiegel des insulinbehandelten Diabetikers
fällt unter körperlicher Belastung, und dieser Abfall kann bis in tief
hypoglykämische Bereiche gehen.

Für den Diabetiker ist es nun wichtig zu wissen, daß der blutzuckersenkende Effekt der Muskelarbeit nicht nur während der sportlichen
Betätigung besteht, sondern lange - mitunter Stunden und Tage - über
das Belastungsende hinaus nachwirken kann. Der Grund hierfür liegt
einerseits darin, daß auch nach dem Belastungsende noch ein erhöhter
Glukosebedarf des Gesamtorganismus besteht (insbesondere durch

die nach wie vor erhöhte Herz- und Atemtätigkeit), vor allem aber darin, daß der Körper bestrebt ist, seine Zuckerspeicher, die Glykogendepots, wieder aufzufüllen. Glykogen ist ein Mehrfachzucker, der als Energiereserve in der Muskulatur und in der Leber gespeichert wird. Das Leberglykogen hat primär die Aufgabe, den Blutzuckerspiegel konstant zu halten, das Muskelglykogen hingegen dient der Energiebereitstellung in der Muskelzelle. Der Gehalt an Muskelglykogen beträgt beim Trainierten zwischen 15 und 20 g Glykogen pro Kilogramm Muskelmasse, er kann durch entsprechende Trainings- und Ernährungsmaßnahmen (siehe Kapitel „Die Ernährung des Sportlers") aber kurzfristig mehr als verdoppelt werden.

Auffülleffekt kann mehrere Tage dauern

Die in Form von Glykogen gespeicherte Kohlenhydratreserve im Körper beträgt beim Untrainierten etwa 300 bis 400 g, beim Trainierten knapp das Doppelte (zwischen 550 und 700 g). Wenn man bedenkt, daß ein Gramm Leberglykogen ungefähr 70.000 und ein Gramm Muskelglykogen ungefähr 30.000 Traubenzuckermoleküle enthält, wird schnell deutlich, welche Energiemengen der Körper in seinen Glykogendepots aufstaut. Diese Zuckerspeicher werden nun bei körperlicher Aktivität ganz oder teilweise entleert, um den erhöhten Energiebedarf zu decken, und wenn der Muskel zur Ruhe kommt, will er sie wieder auffüllen. Bei diesem Muskelauffülleffekt wird dem Blut Glukose entzogen - mit der Folge, daß der Blutzuckerspiegel sinkt bzw. nicht ansteigen kann: Die Muskelzellen saugen den Zuckergehalt des Blutes auf wie ein leergedrückter Schwamm das Wasser. Je nach Dauer und Intensität der vorherigen Belastung und der nachfolgend verabreichten Kost kann sich dieser Auffülleffekt durchaus über mehrere Tage hinziehen. In einer solchen Situation, d. h. bei einer Unterzuckerung nach dem Sport, bleibt die Glukagonspritze wirkungslos: Sie setzt die Glykogendepots frei, setzt also voraus, daß sie aufgefüllt sind - was nach exzessiver sportlicher Beanspruchung nicht der Fall sein kann. Deshalb hilft in diesem Stadium nur die intravenöse Gabe von Glukose durch den Arzt - und zwar in erklecklichen Mengen. Ich machte diese schmerzliche Erfahrung erstmals, als ich in der Nacht nach einem außergewöhnlich anstrengenden Training in eine schwere Unterzuckerung fiel. Meine Frau versuchte mich erst mit einer, dann mit noch einer Glukagonspritze ins Bewußtsein zurückzuholen, jedoch vergebens. Der Notarzt mußte herbei - und fand keine Worte mehr, als er mir sieben Ampullen Glukoselösung injizieren durfte, ehe ich wieder die Augen aufbekam. Die Glukose verschwand jedesmal direkt in den völlig ausgepumpten Muskelzellen.

Das Freisetzen der Zuckerspeicher der Leber und die vermehrte Glukoseproduktion bilden die Ursache dafür, daß beim nicht oder unzureichend mit Insulin behandelten Diabetiker der Blutzuckerspiegel unter körperlicher Beanspruchung massiv ansteigt.

Die Leber gibt Glukose ins Blut ab, die wegen des Insulinmangels jedoch nicht in die Muskelzelle gelangen kann. Folglich steigt der Zuckergehalt des Blutes, während in der Zelle ein Glukosedefizit herrscht. Es kommt zur Lipolyse, womöglich sogar zur Ketoazidose. Aber nicht nur bei fehlender, sondern auch bei noch erhaltener Insulinwirkung ist es möglich, daß der Blutzuckerspiegel trotz Muskelarbeit ansteigt. Diesen paradoxen Fall erleben wir immer wieder in solchen Sportarten, die mit immensen Flüssigkeitsverlusten einhergehen (vor allem Ausdauersportarten): Jede Dehydrierung (Austrocknung insbesondere durch Schweißverlust) führt zu einer Bluteindickung, wodurch - bei unverändertem Glukosegehalt des Blutes - der gemessene Blutzuckerspiegel automatisch ansteigt. Beispielsweise ergeben fünf Gramm Glukose, auf ein Blutvolumen von fünf Litern verteilt, einen Blutzuckerspiegel von 100 mg/dl, bei einem Blutvolumen von nur vier Litern dagegen einen von 125 mg/dl. Sie sollten nun bedenken, daß in diesem Falle der Blutzuckerspiegel, den Ihr Meßgerät anzeigt, nur noch bedingt Rückschlüsse auf den Zuckergehalt des Blutes zuläßt: Der tatsächliche Blutglukosegehalt liegt niedriger, als es die Messung glauben macht, und der gemessene Blutzuckerspiegel wird sofort um einiges absinken, wenn Sie getrunken haben.
Daher darf eine Blutzuckermessung nach schweißtreibendem Sport erst dann als Ausgangswert für eine Blutzuckerkorrektur herhalten, wenn der Flüssigkeits- (Schweiß-) Verlust ausgeglichen worden ist.

Es könnte sonst zu einer merklichen Insulinüberdosierung und in deren Gefolge zu einer bösen Unterzuckerung kommen!

Wir fassen also zusammen:
- Muskelarbeit verstärkt den blutzuckersenkenden Effekt des Insulins.
- Unter körperlicher Beanspruchung steigt der Glukoseverbrauch.
- Durch den Muskelauffülleffekt können diese Auswirkungen noch Stunden und Tage nach Belastungsende vorhanden sein.
- Bei fehlender Insulinwirkung bewirkt Muskelarbeit einen Blutzuckeranstieg.
- Nach schweißtreibendem Sport sind die gemessenen Blutzuckerwerte höher, als es dem tatsächlichen Blutzuckergehalt entspricht.

Die Behandlung des diabetischen Sportlers, insbesondere des insulinbehandelten diabetischen Leistungssportlers, gestaltet sich angesichts dessen ein wenig aufwendiger als die des Nichtsportlers. Gefordert ist eine Therapieform, die eine systematische Anpassung der Insulindosierung an den aktuellen Blutzuckerwert, die Nahrungsaufnahme und die Muskelarbeit ermöglicht. Eine konventionelle Insulintherapie mit starrer Insulindosierung und fehlenden Anpassungsmöglichkeiten an die aktuelle Stoffwechsellage kann diese Voraussetzungen nicht erfüllen und kommt für den diabetischen Leistungssportler somit nicht in Frage. Behandlungsformen der Wahl sind für ihn die intensivierte Insulintherapie, die funktionelle Insulintherapie und die Pumpentherapie, sofern die gewählte Disziplin das Tragen einer Insulinpumpe zuläßt; sie bieten flexible Anpassungsmöglichkeiten an die jeweilige Stoffwechsellage und an die sportliche Situation. Allerdings erfordern sie für den diabetischen Leistungssportler eine besonders gründliche Schulung, die weit über den Rahmen einer „normalen" Diabetikerschulung hinausgeht, und auch einen im Vergleich zum Nichtsportler recht hohen Behandlungsaufwand. Mit den bei der intensivierten Therapie üblichen vier bis sechs Blutzuckermessungen und Insulingaben kommen nur die wenigsten Athleten aus, sondern müssen sechs- bis zehnmal täglich kontrollieren und spritzen. Blutzuckertests vor und auch während des Sports sind für sie selbstverständlich. Dennoch fällt es ihnen meist schwer, normnahe Blutzukkerwerte zu halten und stärkere Blutzuckerschwankungen zu vermeiden. „Wenn einer behauptet, daß es bei ihm immer hinhaut", erkannte ein diabetischer Ruderer, „dann lügt er!" - eine Aussage, der ich nichts hinzuzufügen habe.

Wie sieht die Behandlung des diabetischen (Leistungs-) Sportlers in der Praxis aus?

Zunächst einmal ist ein Kostplan zusammenzustellen, der den Erfordernissen der jeweiligen Disziplin entspricht. Dann müssen Diät, Training und Insulingabe so aufeinander abgestimmt werden, daß die hohe Trainingsbelastung nicht zur Unterzuckerungen führt, andererseits darf die reichliche Kohlenhydratgabe - 30 bis 40 BE täglich sind für diabetische Leistungssportler nichts Ungewöhnliches - den Blutzuckerspiegel nicht bis ins Unendliche ansteigen lassen. Für dieses Aufeinander-Abstimmen bieten sich drei verschiedene Möglichkeiten an:

1. Die Insulindosis verringern. Das Insulin, welches zur Trainingszeit hauptsächlich wirkt - entweder Normal- oder Basalinsulin - ist entsprechend niedriger zu dosieren. Wieviel Einheiten durch eine Trainingseinheit ersetzt werden, muß jeder Sportler individuell durch Ausprobieren herausfinden und die Gültigkeit dieser Werte durch regelmäßiges Kontrollieren überwachen. Veränderungen des Körpergewichts, des Trainingsplanes und der Trainingsbedingungen (Tageszeit!) machen es stets erforderlich, die Anpassungsregeln zu ändern.

2. Zusatz-BE vor, während und ggf. auch nach dem Training verzehren. Bei einer nur kurzdauernden Muskelarbeit reicht es aus, den Blutzuckerspiegel vorher in dem Maße anzuheben, in dem ihn die folgende Belastung wieder absenkt. Hierzu sollten Sie ausreichende Mengen sofort resorbierbarer Monosaccharide (Einfachzucker, z. B. Traubenzucker, Saft, Obst) verzehren. Übersteigt die Belastungsdauer den Zeitraum von etwa 15 Minuten, müßten Sie diese Monosaccharide mit Polysacchariden (Mehrfachzucker, z. B. Kartoffeln, Müsli, Vollkornbrot), die den Blutzuckerspiegel längere Zeit hochhalten, kombinieren. Bei einer längeren Muskelarbeit als etwa eine Stunde Dauer - sei es nun ein anderthalbstündiges Training oder etwa die Teilnahme

an einem Radrennen - müssen auch während der Belastung alle 30 bis 45 Minuten Kohlenhydrate nachgeschoben werden, damit der Blutzuckerspiegel nicht zu tief absinkt. Auch hier können Sie nur durch Ausprobieren herausfinden, wieviel BE in welchem zeitlichen Abstand zum Training bzw. während des Trainings zu verzehren sind, um den Blutzuckerspiegel in vertretbaren Grenzen zu halten.

3. Eine Kombination aus den beiden vorgenannten Möglichkeiten, d. h. eine Verringerung der Insulindosierung, verbunden mit der Gabe zusätzlicher BE.

Die von mir betreuten Sportler und ich selbst haben mit der ersten und mit der dritten Version die besten Erfahrungen gemacht. Auch bei einer nur mäßigen Trainingsbelastung summiert sich der Glukosebedarf bei entsprechend langer Leistungsdauer nämlich zu Werten, die kaum noch durch eine erhöhte Nahrungsaufnahme bei unveränderter Insulindosierung ausgeglichen werden können, und wir umgehen so die Notwendigkeit, vor dem Training noch eine voluminöse Mahlzeit verzehren und mit vollem Magen trainieren zu müssen. Die erstgenannte Möglichkeit (Verringerung der Insulindosierung bei gleichbleibender Kost) kommt vor allem dann zum Tragen, wenn der Sportler ein gewisses Körpergewicht nicht überschreiten darf (Sportarten mit Gewichtsklasseneinteilungen) oder wenn er noch einige Pfunde „abkochen" muß, um sein ideales Wettkampfgewicht zu erreichen. Die dritte Methode (mehr BE, weniger Insulin) ist dann angezeigt, wenn das Körpergewicht gehalten oder auch geringfügig erhöht werden soll.

Die Kernfrage, die sich nun aufdrängt, lautet: Wie werden Insulindosis und Kohlenhydrataufnahme an die körperliche Belastung angepaßt?

Um es gleich vorweg zu sagen: Es ist absolut unmöglich, formelhafte und allgemeingültige Regeln zur Insulin- und Kohlenhydratadaption unter körperlicher Beanspruchung zu liefern. Auf die immer wieder gestellten Fragen „Wieviele BE brauche ich zusätzlich, wenn ich eine Stunde radfahre? Wieviele Einheiten Insulin sollte ich weniger spritzen, wenn ich fünf Kilometer jogge? Welchen Blutzuckerabfall kann ich von einer halben Stunde Aerobic erwarten?" gibt es keine universellen Antworten. Empfehlungen der Art „pro 15 Minuten Schwimmen brauchen Sie eine Zusatz-BE vor dem Sport, für ein Tennismatch sechs BE, pro zehn Kilometer Radfahren eine, vor dem Handballspiel sollten Sie Ihre Insulindosis halbieren" basieren durchweg auf individueller Erfahrung. Sie mögen zwar als Anregungen für die eigene Anpassung gelten, eine Generalisierung lassen sie jedoch nicht zu. Dafür gibt es zu viele Größen, die bei körperlicher Betätigung eine Rolle spielen:

- Die Art der körperlichen Belastung: Je mehr Muskelgruppen beansprucht werden, desto stärker ist auch der Blutzuckerabfall. Ringen, Rudern oder Aerobic senken den Blutzuckerspiegel beispielsweise wesentlich effizienter als etwa Golfspielen oder Luftgewehrschießen.

- Dauer und Intensität der Bewegung; je höher diese angesetzt werden, desto stärker fällt der Blutzuckerspiegel. Ein einstündiger Dauerlauf wirkt naturgemäß anders als ein nur zehnminütiger, ein Training im anaeroben Intensitätsbereich senkt den Blutzuckerspiegel wesentlich stärker ab als eine Belastung im aeroben Bereich.

- Art und Menge der zuvor injizierten Insulindosis: Je mehr Insulin sich im Körper befindet, desto massiver ist die Blutzuckersenkung. Alt- bzw. Normalinsulin mindern den Blutglukosespiegel schneller und nachhaltiger als Verzögerungsinsulin.

- Art und Menge der verzehrten Kohlenhydrate: Faserreiche Polysaccharide (Müsli, Vollkornbrot) halten den Blutzuckerspiegel längere Zeit konstant; werden nur Einfachzucker (Saft, Traubenzucker, Obst) verzehrt, kann es zu abrupten Blutzuckerabstürzen kommen.

- Tageszeit: Da die Insulinempfindlichkeit des Körpers im Tagesverlauf erheblich variiert, macht ein und derselbe Blutzuckerwert durchaus unterschiedliche Insulin- oder BE-Korrekturen erforderlich; dies gilt auch entsprechend für die blutzuckersenkende Wirkung der Muskelarbeit. Ein Waldlauf am frühen Morgen hat längst nicht denselben blutzuckersenkenden Effekt wie der gleiche Lauf vor dem Mittagessen.

- Trainingszustand: Untrainierte arbeiten unökonomischer, wodurch ihr Krafteinsatz für eine bestimmte Tätigkeit mitunter weit über dem eines erfahrenen Sportlers liegt. Des weiteren haben sie geringere Glykogenspeicher, so daß die körpereigene Glukosezufuhr zur Deckung des erhöhten Energiebedarfs schneller erschöpft ist. Folglich ist bei Untrainierten mit einem wesentlich stärkeren Blutzuckerrückgang zu rechnen.

- Aktueller Ausgangsblutzucker: Liegt der Blutzuckerspiegel vor dem Sport im Normalbereich (60 bis 110 mg/dl), wird er unter körperlicher Belastung viel schneller auf hypoglykämische Werte absinken, als wenn er mäßig erhöht ist (ca. 160 bis 200 mg/dl).

Um zu für Sie gültigen Anpassungsregeln zu kommen, sollten Sie diese Faktoren möglichst konstant halten; schon die Änderung von nur ein oder zwei Punkten kann völlig neue Adaptationen erforderlich machen: Was für den Waldlauf am Samstagmorgen gilt, gilt schließlich noch lange nicht für das Zirkeltraining am Montagabend.

Sodann gilt es bei der Insulindosierung folgendes zu beachten:

- Kurzzeitige Belastungen unter ca. 30 Sekunden Dauer bedürfen keines zusätzlichen Kohlenhydratangebots und keiner Insulindosisreduktion. Der Einzelversuch im Gewichtheben oder in Wurf- und Sprungdisziplinen, der Hundertmetersprint, der Salto vom Sprungturm ins Becken beeinflussen den Blutzuckerspiegel nicht, ganz gleich, wie hoch der Krafteinsatz auch sein mag.
Die Energiebereitstellung für solche Kurzbelastungen erfolgt nämlich nicht durch Zuckerverbrennung, sondern durch den Abbau der Phosphatspeicher in der Muskelzelle. Sofern es im Wettkampfgeschehen zu einem Blutzuckerabfall kommt, ist dafür nicht die Rekordleistung selbst ursächlich, sondern eher die Vorbereitung darauf, z. B. durch Einlaufen oder Aufwärmgymnastik.
- Bei ganztägigen Belastungen, z. B. einem Radrennen oder einer Klettertour im Hochgebirge, sollten Sie sowohl das Verzögerungs- als auch das Mahlzeiteninsulin deutlich reduzieren und zugleich die Kohlenhydrataufnahme erheblich steigern.
Bei vielen diabetischen Sportlern hat sich eine anfängliche Reduktion des Alt- und Verzögerungsinsulins um 30 bis 50% und parallel dazu eine Erhöhung der Kohlenhydratmenge um 100 bis 200% als erfolgreich erwiesen; dies mag auch für Ihr eigenes Aus-

probieren als erster Anhaltspunkt gelten. Um mehr als 50% sollten Sie die Basaldosis allerdings nicht kürzen, weil es sonst aufgrund der verringerten Wirkdauer zu Blutzuckeranstiegen vor der nächsten Injektion kommt. Während und auch nach Beendigung solch langdauernder Aktivitäten sind engmaschige Blutzuckermessungen unumgänglich.

- Bei mehrtägigen Belastungen, etwa dem Radrennen mit mehreren Tagesetappen, der einwöchigen Trekkingtour im Gebirge, der Teilnahme an einem Mehrkampf, der sich über zwei Tage hinstreckt -, sinkt der Insulinbedarf kontinuierlich über die Tage weiter ab: Die Insulinempfindlichkeit ist durch die Belastung des Vortages deutlich erhöht, die Glykogenspeicher müssen wieder aufgefüllt werden - mit der Folge, daß die Insulindosis, die am ersten Tag absolut richtig war, am zweiten schon nicht mehr paßt. Weitere Dosisreduktionen um mehr als die Hälfte und Steigerungen der Kohlenhydratzufuhr auf über das Doppelte können durchaus angezeigt sein.

- Muskelarbeit senkt zwar den Blutzuckerspiegel und verstärkt die Insulinwirkung, kann das Insulin allerdings niemals vollständig ersetzen! Ein gewisser Mindest-Insulinspiegel muß schon im Blut vorhanden sein, damit der Zucker in die Muskelzelle gelangen und dort als Energiespender zur Verfügung stehen kann.

- Vor jeder körperlichen Aktivität ist der Blutzuckerspiegel festzustellen. Bei hohen Blutzuckerwerten (über ca. 250 mg/dl) muß zusätzlich der Azetongehalt des Urins bestimmt werden: Entscheidend dafür, ob Sport betrieben werden darf oder nicht, ist nicht die Höhe des Blutzuckerspiegels, sondern das Vorhandensein bzw. Nicht-Vorhandensein von Ketonkörpern! Bei positivem Azetontest darf keine Muskelarbeit erfolgen, sondern der Blutzukkerspiegel ist erst mit sofortwirkendem Alt- bzw. Normalinsulin zu korrigieren.

- Auch bei weitgehend herabgesetzter Insulindosierung kann niemals vollständig auf Glukose als Energielieferant verzichtet werden! Wenn Zucker in der Muskelzelle fehlt, kommt es zur Lipolyse, also zum Abbau von Fettgewebe zur Energiebereitstellung. Sie bedingt eine sinkende Intensität; es ist zwar noch Leistung, keinesfalls aber Höchstleistung möglich.

- Insulin wirkt um so schneller, je höher die Pulsfrequenz ist, es wird durch die beschleunigte Blutzirkulation rascher aus dem Unterhautfettgewebe ins Blut übernommen. Die verzehrten Kohlenhydrate hingegen werden keineswegs schneller abgebaut. Es kann daher zu schweren Unterzuckerungen kommen, wenn für die ins Blut übernommene Insulinmenge (noch) kein Glukose-Gegengewicht vorhanden ist. Der gewohnte Spritz-Eß-Abstand muß daher vor körperlichen Belastungen verringert werden (ausprobieren!) und kann sogar ganz wegfallen. Eine etwas verzögerte Insulinwirkung durch einen Wechsel der Spritzstelle (z. B. in den Oberschenkel statt in den Bauch) kann hier ausgleichend wirken. Bei Diabetikern, die auf das schnellwirkende Insulinanalogon Lispro eingestellt sind, kann es erforderlich sein, daß das Insulin erst appliziert wird, wenn die Nahrungsbestandteile bereits in die Blutbahn gelangt sind. Aus einem Spritz-Eß-Abstand würde somit ein Eß-Spritz-Abstand.
- Der Sportler muß seine individuellen Insulinsensitivitätszeiten berücksichtigen! Die Insulinwirkung ist im Tagesverlauf keineswegs gleichbleibend; morgens und spätnachmittags bis spätabends zeigt sie sich als eher gering, in der Mittagszeit und nachts wesentlich stärker. Treiben Sie während der maximalen Insulinwirkung Sport, so können zur Abwendung einer Hypoglykämie recht viele BE bzw. ganz erhebliche Insulindosisreduktionen erforderlich sein.
- Der blutzuckersenkende bzw. insulineinsparende und die Insulinwirkung beschleunigende Effekt der Muskelarbeit reicht bis weit in die Nachbelastungsphase hinein und kann nach Extrembelastungen auch noch am Folgetag bestehen. Besonders dann, wenn abends ein erschöpfendes Training absolviert worden ist, droht Ihnen eine schwere Hypoglykämie in den Nachtstunden (im Schlaf). Um dieses Risiko möglichst gering zu halten, sollte nach einem Abendtraining der Blutzuckerspiegel bei mindestens 130 mg/dl liegen. Diabetischen Sportlern, die ihr Training in den Abendstunden absolvieren, sei dieser Punkt wärmstens ans Herz gelegt!
- Im Zweifelsfalle gehen wir immer von einer verstärkten Insulinwirkung aus! Lieber zuviel Insulin reduzieren und einen leicht erhöhten Blutzuckerwert nachkorrigieren als eine schwere Unterzuckerung riskieren!

Daraus, daß der Leistungssportler nicht tagaus, tagein das immer gleiche Training absolviert, sondern Intensität, Art und Umfang seiner Belastungen periodisch unterschiedlich gestaltet, ergeben sich einige wesentliche Konsequenzen für die Diabetestherapie:

In der Vorbereitungs- und in der Wettkampfperiode Ihres Trainingszyklus brauchen Sie auf jeden Fall mehrere Insulindosis-Anpassungspläne, nämlich für trainingsfreie und für Trainingstage, und je nach deren Trainingsinhalten nochmals ganz verschiedene Anpassungsschemen. Ein erschöpfendes Ausdauertraining montags, donnerstags und samstags bedingt ganz andere Korrekturregeln als etwa das weniger intensive Techniktraining am Dienstag und Freitag oder die beiden Ruhetage Mittwoch und Sonntag.

Sicherheitsspanne einplanen

Üben Sie eine Disziplin aus, bei der es eine Gewichtsklasseneinteilung gibt, so ist eine besonders aufmerksame Diätführung in der Zeit vor dem Wettkampf unumgänglich.

Die Steigerung des Körpergewichts über ein bestimmtes Limit hinaus kann sich nämlich kein Athlet erlauben, weil er dann gegen größere, schwerere und stärkere Konkurrenten antreten muß. In diesem Zusammenhang sei darauf hingewiesen, daß sich ein hoher Kohlenhydratkonsum in den Tagen vor dem Wettkampf sofort auf der Waage niederschlägt: Da ein Gramm Glykogen drei Gramm Wasser im Körper bindet, kann es durch das „Aufladen" der Glykogendepots ohne weiteres zu einer plötzlichen Gewichtszunahme von zwei, drei Kilogramm und mehr kommen. Sollten Sie zu denjenigen Sportlern zählen, die mit jedem Gramm Körpergewicht rechnen müssen, tun Sie gut daran, hier von vornherein eine entsprechende Sicherheitsspanne einzuplanen.

Einer meiner eigenen Tagespläne mag verdeutlichen, wie die Anpassung von Diät und Insulin in der Vorbereitungsperiode auf eine Wettkampfsaison aussehen kann:

7.30 Uhr: BZ = 96 mg/dl, 2 Einheiten Altinsulin, Frühstück: 4 BE (Saft und ein Marmeladebrötchen)

8.30 - 10.00 Uhr: Kraft- und Ausdauertraining mit mittlerer Intensität (Fahrradergometer, Hanteltraining); beim Training wurden 2 BE Saft verzehrt

10.00 Uhr: BZ = 135 mg/dl, 3 Einheiten Altinsulin, Zwischenmahlzeit: 4 BE (Obst und ein Milchmixgetränk)

12.30 Uhr: BZ = 101 mg/dl, 4 Einheiten Altinsulin, Mittagessen: 8 BE (Kartoffeln, Fisch, Salat und Saft)

15.15 Uhr: BZ = 203 mg/dl, 5 Einheiten Altinsulin, Zwischenmahlzeit: 4 BE (Vollkornbrot, Magerquark, Obst)

18.00 Uhr: BZ = 69 mg/dl, 4 Einheiten Altinsulin, Abendessen: 6 BE (Vollkornbrot, Hüttenkäse, Obst)

19.45 Uhr: BZ = 145 mg/dl, Zwischenmahlzeit vor dem Training: 4 BE (Saft und eine Banane)

20.00 - 21.30 Uhr: Wettkampftraining mit höchster Intensität (Sandsackarbeit, Partnerübungen, Sparringskämpfe); beim Training wurden 3 BE Saft verzehrt

22.30 Uhr: BZ = 74 mg/dl, 15 Einheiten Verzögerungsinsulin (NPH), Spätmahlzeit: 4 BE (Vollkornbrot, Geflügelaufschnitt, Milchmixgetränk).

Zusammengerechnet ergab dies 36 BE = 4.200 kcal, die u. a. 240 g Eiweiß enthalten. Bei zwei Trainingseinheiten am Tag und einem Körpergewicht von 101 kg zeigte sich diese Nahrungsmenge auch als angemessen.
Vor dem Frühstück reduzierte ich die an sich übliche Insulindosis von sechs Einheiten Alt auf zwei Einheiten, weil das Morgentraining in dessen Wirkungsbereich fiel. Die Zwischenmahlzeit um 10.00 Uhr wurde mit zwei Einheiten Alt als Standarddosis zuzüglich einer Einheit zum Korrigieren des etwas erhöhten Blutzuckerwertes von 135 mg/dl abgedeckt. Zum Mittagessen gab's die übliche Standarddosis

von vier Einheiten Alt und um 15.15 Uhr zwei Einheiten Alt nach Plan und dreie zum Korrigieren des zu hohen Wertes. Zum Abendessen wären an sich sechs Einheiten Alt nötig gewesen, da der Blutzuckerwert jedoch recht niedrig lag und zwei Stunden später ein anstrengendes Training anstand, beließ ich es bei vier. Die vier Zusatz-BE vor dem Training beruhten auf meiner Erfahrung, daß ich bei Blutzuckerwerten unter 150 mg/dl um vier, unter 180 mg/dl um drei, unter 200 mg/dl um zwei und unter 220 mg/dl (Nierenschwelle!) um eine BE anzupassen habe, um nicht in eine Unterzuckerung zu fallen. Auf Erfahrung beruhte es auch, daß ich während des Morgentrainings zwei und während des Abendtrainings drei BE Saft verkonsumierte. Angesichts der vorangegangenen Belastung wurde die an sich übliche Spätdosis von 18 Einheiten Verzögerungsinsulin auf 15 Einheiten gekürzt, und weil der Blutzuckerspiegel deutlich unter 130 mg/dl lag, gab es zur Spätmahlzeit vier statt wie gewohnt 2 BE. Wäre das Vormittagstraining entfallen, hätte ich vor dem Frühstück mehr Altinsulin gespritzt und die zwei BE Saft während des Sports eingespart; bei Wegfall des Abendtrainings hätte es mehr Altinsulin vor dem Abendbrot gegeben, allerdings keine Zwischenmahlzeit vor dem Training und auch keinen Saft.

Mein Therapieplan sah tagsüber kein Verzögerungsinsulin vor; durch die starke körperliche Belastung und die dadurch erhöhte Insulinempfindlichkeit konnte ich darauf gut verzichten. Altinsulin injizierte ich grundsätzlich intramuskulär, um Wirkungsüberlappungen mit den später gegebenen Spritzen zu vermeiden. Ich strebte einen Blutzuckerzielbereich von 80 bis 120 mg/dl vor den Mahlzeiten und 220 mg/dl vor dem intensiven Abendtraining an und einen von 130 bis 160 mg/dl vor dem Schlafengehen, wenn ich abends trainiert hatte. Mit diesem Therapieplan kam (und komme) ich bestens zurecht - ob er auch für Sie der richtige ist, müssen Sie ausprobieren.

Nichts dem Zufall überlassen

Diätführung und Insulindosierung eines diabetischen Leistungssportlers sehen am Turniertag selbst ganz anders aus als in der Zeit der Wettkampfvorbereitung: Er sollte nur leichtverdauliche (!) Kohlenhydrate als Energiespender verzehren (um den Verdauungsapparat nicht unnötig zu belasten), kein Eiweiß (das er zum Aufbau von Muskelmasse braucht - aber die muß am Turniertag längst aufgebaut sein!) und möglichst auch kein Fett. Für die Fettverbrennung braucht man zuviel Sauerstoff, und da ein Athlet den nur in begrenztem Umfang über die Atmung aufnehmen kann, setzt er seiner Leistungsfähigkeit durch Fettverzehr nur unnötige Grenzen. Selbstverständlich dürfen alle Mahlzeiten nicht zu voluminös ausfallen.

Auf das Turnier selbst bereiten Sie sich generalstabsmäßig vor. An einem solchen Tag darf nichts dem Zufall überlassen bleiben, und die Erfahrungen aus den Trainingsperioden und natürlich auch aus früheren oder Vorbereitungswettkämpfen fließen in die Wettkampfvorbereitung mit ein.

Falls machbar, ist mit dem Veranstalter vorher der eine oder andere Punkt abzuklären: Gibt es Verpflegungsstände, was wird dort angeboten, wann sind Turnierpausen und ähnliches mehr. Einen großen Spielraum für alle Eventualitäten sollten Sie auf jeden Fall einkalkulieren. Mehr als einmal passierte es mir, daß ich meine Zwischenmahlzeiten in der Umkleidekabine oder auf einer Fensterbank im Foyer verzehren mußte, weil in der vollbesetzten Sporthalle kein noch so kleines freies Plätzchen dafür zu finden war, und daran, daß ich den Blutzuckertest und die Insulininjektion auf der Toilette vornehmen muß, weil der Rotkreuzraum mit lädierten Sportlern vollgepackt ist oder für die Dopingkontrollen gebraucht wird, habe ich mich auch schon seit langem gewöhnt.

Wenn Sie im voraus wissen, wann Ihr Start erfolgen soll (Uhrzeit), können Sie Diätführung und Insulindosierung wie unter Trainingsbedingungen vornehmen. Dabei sollten Sie allerdings bedenken, daß sich die psychische Anspannung am Wettkampftag (Lampenfieber, Aufregung, Erfolgszwang) als ein wahrer Energiefresser auswirken kann. Hinzu kommt, daß beim Turnier im Vergleich zum Training viel größere Leistungen erbracht und Energien verbraucht werden. Deshalb müssen Sie unbedingt Zusatz-BE verzehren und/oder die Insulindosis verringern; viele diabetische Sportler halten ein Kürzen der unter Trainingsbedingungen üblichen Insulingabe um ein Drittel bis die Hälfte für durchaus angezeigt.

Der diabetische Leistungssportler darf es sich nicht erlauben, daß ein niedriger Blutzuckerspiegel seine Leistungsfähigkeit herabmindert; deshalb empfiehlt es sich, am Turniertag insoweit auf Nummer Sicher zu gehen und mäßig erhöhte Blutzuckerwerte knapp unterhalb der Nierenschwelle hinzunehmen.

Mäßig (!) erhöhte - zur Lipolyse oder gar Ketoazidose darf es natürlich nicht kommen! Woraus sich ergibt, daß Sie auf gar keinen Fall völlig auf Insulin verzichten dürfen. Gegebenenfalls müssen Sie auch vor und während des Wettkampfes Kohlenhydrate nachschieben.

Sind Sie sich über den Zeitpunkt des Starts im unklaren, muß Ihr Blutzuckerspiegel über den ganzen Wettkampftag erhöht sein. Hierzu sollten Sie weniger Basalinsulin als üblich nehmen und je nach aktuellem Blutzuckerwert alle anderthalb bis zwei Stunden eine Zwischenmahlzeit verzehren. Unmittelbar vor dem Start sind auf jeden Fall noch genügend schnell resorbierbare Zusatz-BE zu essen, zumal man vorher nur selten weiß, welche Höchstleistungen einem abverlangt werden. „Lieber 'nen zu hohen Zuckerwert hinnehmen und später runterspritzen als einen Wettkampf verlieren!" verriet mir Klaus, ein diabetischer Judoka, seine Sicht der Dinge, und diese Einstellung mag als exemplarisch für die zahlreichen Turniersportler stehen.

Durch die überhöhte Kohlenhydratgabe bei gleichzeitig herabgesetzter Insulindosierung, durch die Gegenregulation des Körpers auf höchste Anstrengungen und als Folgewirkung des zwangsläufig hohen Adrenalinspiegels ist der Blutzuckerspiegel unmittelbar nach dem Wettkampf zuweilen recht hoch. Eine recht bescheidene Dosis Normalinsulin (nicht zuviel! Meist genügt eine um 50% reduzierte Korrektur auf 150 mg/dl!) reicht in aller Regel aus, um ihn wieder in einen akzeptablen Bereich zu bringen. Da er auch Stunden nach dem Wettkampf noch stark schwanken kann, empfehlen sich engmaschige Blutzuckertests. Um eine Hypoglykämie auf dem mitunter stundenlangen Heimweg (Autobahnfahrten!) und in der folgenden Nacht auszuschließen, sollten wir leicht erhöhte Blutzuckerwerte zunächst tolerieren. Ein überhöhter Blutzuckerspiegel wird grundsätzlich erst am Nachwettkampftag restlos „runtergespritzt", falls dies dann noch erforderlich sein sollte. Ihre Ernährung muß nach dem Turnier eine schnelle Wiederherstellung der Kräfte sicherstellen, d. h. eiweiß-, kohlenhydrat- und mineralstoffreich sein, bei noch eingeschränkter sportlicher Betätigung: Der Nachwettkampftag dient grundsätzlich der Erholung; an diesem Tag wird nicht trainiert! Ihre Insulindosierung müssen Sie darauf ausrichten!

Das Ganze mag mein Blutzuckerprotokoll vom Tag eines Supercupturniers veranschaulichen. Die Uhrzeit, zu der der Start erfolgen sollte, war mir vorab nicht bekannt:

5.00 Uhr: BZ = 89 mg/dl, 3 Einheiten Altinsulin, 4 BE (Obst und ein belegtes Brot)

6.00 - 9.30 Uhr: Anreise zum Austragungsort (knapp 400 km Autobahnfahrt)

8.00 Uhr: BZ = 133 mg/dl, 2 BE (eine Banane); die Zwischenmahlzeit wird auf einem Autobahnrastplatz eingenommen

9.45 Uhr: Wiegen, Körpergewicht 100,3 kg, BZ = 190 mg/dl, 3 Einheiten Altinsulin, 4 BE (ein Müsliriegel, ein Apfel, Saft)

11.00 Uhr: BZ = 196 mg/dl

12.30 Uhr: BZ = 217 mg/dl, 2 Einheiten Altinsulin, 4 BE (ein Müsliriegel und eine Banane)

14.00 Uhr: BZ = 221 mg/dl

15.00 Uhr: BZ = 233 mg/dl, 4 Einheiten Altinsulin, 4 BE (ein Apfel, ein Müsliriegel, Saft)

16.30 Uhr: Aufruf zum Start, BZ = 221 mg/dl, 6 BE (Saft und Dextropurwürfel)

16.45 - 18.30 Uhr: Kämpfen (mit Unterbrechungen), zwischendurch: 3 BE Saft

18.45 Uhr: Siegerehrung, BZ = 208 mg/dl, 2 Einheiten Altinsulin, 2 BE (0,5 l Elektrolytdrink)

19.15 - 23.00 Uhr: Heimfahrt

21.00 Uhr: BZ = 169 mg/dl, 6 BE (ein belegtes Brötchen, eine Banane und eine Flasche Kakao auf dem Autobahnrasthof)

23.30 Uhr: BZ = 228 mg/dl, 3 Einheiten Altinsulin und 15 Einheiten NPH, Spätmahlzeit 4 BE (Vollkornbrot mit Käseaufschnitt).

An diesem Wettkampftag kam ich somit auf 39 BE = 2.700 kcal. Ich hatte bereits die Spätspritze am Vorabend um vier Einheiten gekürzt, da ich zweieinhalb Stunden früher aufstehen mußte. Nach dem Eintreffen am Wettkampfort versuchte ich, meinen Blutzuckerspiegel in einem Bereich zwischen 180 und 220 mg/dl, d. h. knapp unterhalb meiner Nierenschwelle von 220 mg/dl, zu halten. Indem ich nur Werte über 220 mg/dl herunterkorrigierte, gelang mir dies recht gut. Die Tests etwa alle anderthalb Stunden sollten mir die Gewähr dafür liefern, daß der Blutzuckerspiegel auf gar keinen Fall unter 180 mg/dl abfiele, mußte ich doch mit jeder Minute gewärtigen, zum Start gerufen zu werden. Daß die Blutzuckerwerte trotz der für mich äußerst zurückgehaltenen Insulindosierung nicht ins Uferlose anstiegen, läßt doch erkennen, welch ein Energiefresser die Wettkampfaufregung ist, und daß die neun Zusatz-BE vor und während des Kämpfens keinen Blutzuckeranstieg bewirkten, beweist, wie hoch die Turnierbelastung war. Die Snacks direkt nach der Siegerehrung und auf dem Autobahnrasthof waren nicht nur nötig, um eine Unterzuckerung zu vermeiden (beachten Sie den Blutzuckerrückgang zwischen der Siegerehrung und dem 21.00-Uhr-Stopp auf dem Rasthof!), sondern vor allem, um meine Zuckerspeicher wieder aufzufüllen. Aus dem gleichen Grund verzehrte ich auch trotz des hohen Spätwertes noch eine Mahlzeit vor dem Schlafengehen. Die Spätspritze wurde um drei Einheiten Verzögerungsinsulin von 18 auf 15 Einheiten gekürzt. Erst am nächsten Morgen spritzte ich meinen Nüchternblutzucker von 171 mg/dl restlos herunter. Für mich hat sich dieses Anpassungsschema bisher recht gut bewährt; wie die Sache bei Ihnen aussieht, müssen Sie selbst herausfinden.

Richtlinien individuell modifizieren

Generelle Tips, wie die Diabetestherapie mit den Anstrengungen des Sports unter einen Hut zu bringen ist, lassen sich nun einmal nicht geben. Alle Ausführungen zu Sport und Muskelarbeit müssen als Verallgemeinerungen gesehen und nach den individuellen Umständen modifiziert werden - wie, finden Sie nur durch Ausprobieren heraus. Da nur Ihre Erfahrungen als Anhaltspunkte für Ihre Stoffwechseladaptionen (Reduktion der Insulindosis, Erhöhung der

Kohlenhydratzufuhr) herhalten können, empfehle ich Ihnen, in einem Sport- und Diabetestagebuch akribisch genau Ihre unterschiedlichen Aktivitäten (Sportart, Intensität, Dauer, Uhrzeit usw.) in Kombination mit den dafür vorgenommenen Insulindosis- und BE-Anpassungen zu protokollieren.

Blutzuckermeßgeräte der neuesten Generation, die mitunter über sehr komplexe Informationsnetze verfügen und ihre Daten sogar auf einen PC übertragen können, sind hier eine echte Hilfe: Auf dem One Touch Profile von Lifescan können Sie beispielsweise bis zu 250 Meßwerte mit Datum und Uhrzeit speichern. Sie können Ereignisgruppen eingeben, die Ihnen beschreiben, in welcher Situation der Wert gemessen wurde (z. B. vor oder nach dem Sport). Sie können sowohl die Insulinart mit Dosierung als auch die Kohlenhydrateinheiten direkt Ihrem gemessenen Blutzuckerwert zuordnen, und Sie können sogar Ihren Durchschnittsblutzuckerwert der letzten 14 oder 30 Tage abrufen.

Die so festgehaltenen Erfahrungen sind die besten Richtlinien für künftige Aktivitäten und für Ihre künftige Therapie.

Die permanente körperliche Belastung, oftmals im maximalen Intensitätsbereich, führt zwangsläufig zu starken Blutzuckerschwankungen, und somit läßt sich ein normnahes Zucker-Hämoglobin nur dann erreichen, wenn der Athlet ständige, mehr oder weniger schwere Unterzuckerungen in Kauf nimmt. Um dieses Risiko etwas abzumildern, müssen hoch- bis übernormale Blutzucker- und Zucker-Hämoglobinwerte toleriert werden. Die leistungsorientierten diabetischen Sportler, die ich bisher kennengelernt habe, akzeptierten dies stets als die Kehrseite ihrer Medaille und fühlten sich in der Lebensqualität nicht oder nicht sonderlich eingeschränkt. Ich habe den Eindruck gewonnen, daß gerade diejenigen von ihnen besonders gut mit ihrem Diabetes zurechtkommen, die ihn nicht überbewerten, die ihn sowohl ernstnehmen als auch einmal links liegen lassen können - was freilich nicht gleichbedeutend mit vernachlässigen ist. „Muster-" HbA_1- und HbA_{1c}-Werte hatte denn auch kein mir bekannter diabetischer Leistungssportler auf Dauer halten können; gleichwohl belegten ihre Werte aber eine durchgehend gute oder sehr gute Stoffwechselführung - und zwar bei allen, die mir bisher begegnet sind!

... UND WAS DER TRAINER WISSEN MUSS!

10. Die Ernährung des Sportlers

Sportliche Höchstleistung kann nur dann erbracht werden, wenn dem Körper die erforderlichen Nährstoffe zur Verfügung stehen. Eine bedarfsgerechte Ernährung soll dem Organismus diejenigen Stoffe zuführen, die er zu seiner Funktion braucht (Energiebereitstellung), und sie soll die sich ständig erneuernden Zellen und Gewebe aufbauen und erhalten (Massebildung und -erhalt).

Die mit der Nahrung aufgenommenen Nährstoffe lassen sich in folgende Nährstoffgruppen unterteilen:
- Eiweiß,
- Kohlenhydrate,
- Fette,
- Vitamine,
- Mineralstoffe,
- Wasser.

Jedes Nahrungsmittel setzt sich in unterschiedlichen Prozentsätzen aus diesen Nährstoffen zusammen. „Reine" Nährstoffe in konzentrierter Form kommen in der Natur nicht vor, sind also stets künstlich verarbeitet.

Der Nährstoff Eiweiß (Protein) dient in erster Linie als Baustoff und wird nur bei unzureichender Energieversorgung - beispielsweise bei Insulinmangel - als Brennstoff mit herangezogen. Eine befriedigende Stoffwechsellage vorausgesetzt (!), wird das Nahrungseiweiß eingesetzt
- für den Aufbau körpereigener Eiweiße in Organen, Zellen und Geweben (insbesondere im Muskelgewebe),
- als Bestandteil von Enzymen, Hormonen und Immunstoffen. Es reguliert somit auch die Körperfunktion und erhöht die Abwehrkraft gegen Infektionen,
- für den Sauerstofftransport im Körper.

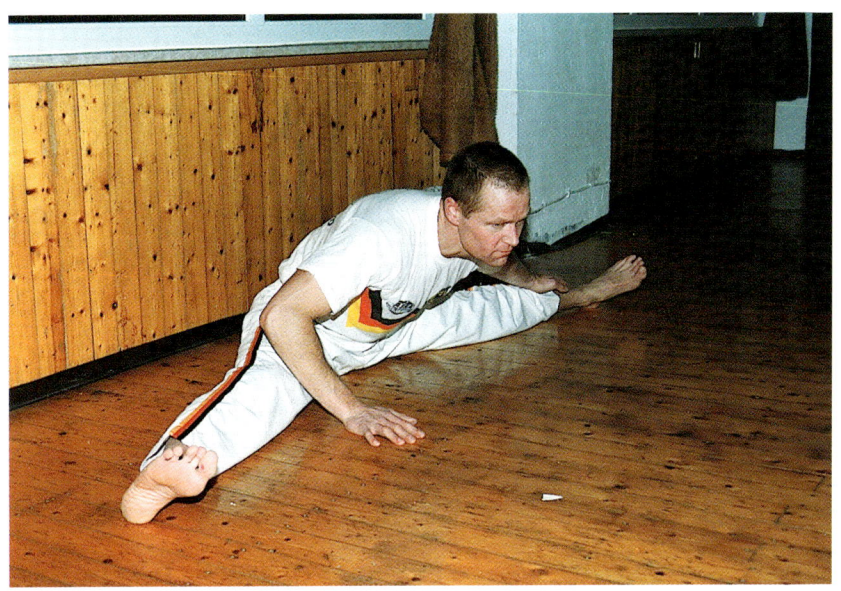

Sport, besonders Leistungssport, hängt ohne Frage zusammen ...

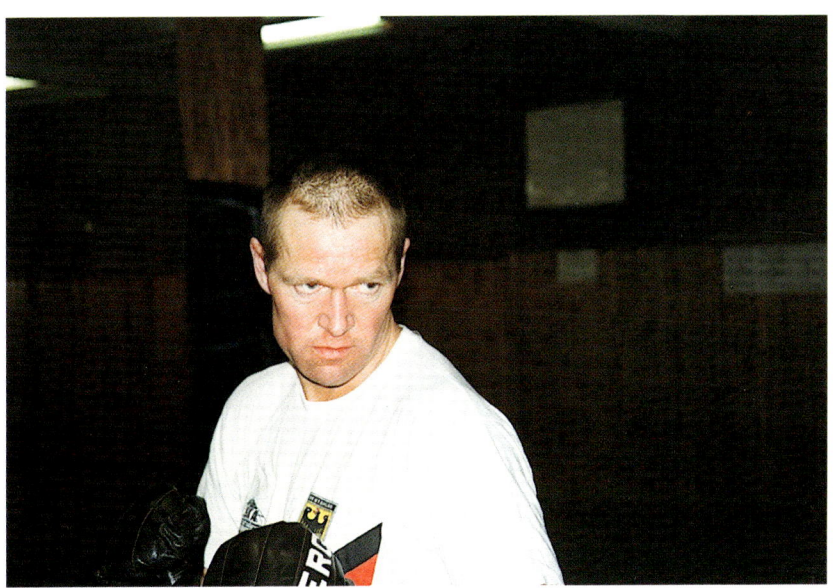

... mit psychologischen Erlebnissen ...

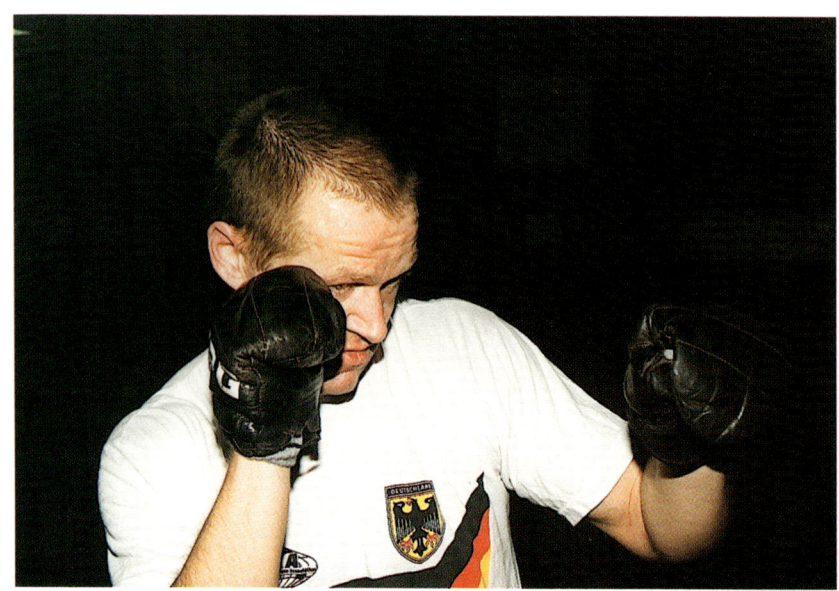

Psychologisches Grundwissen ist unverzichtbar, ...

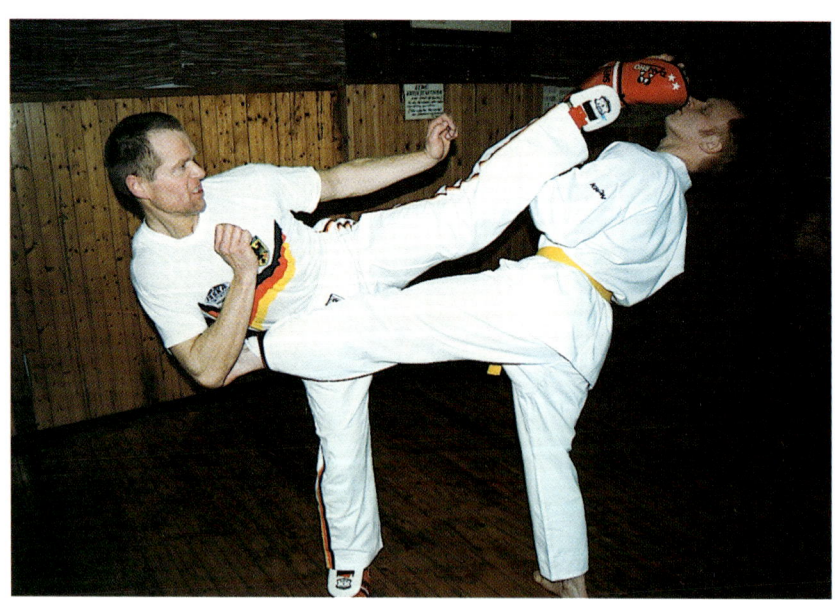

... wenn man eigenes und fremdes Verhalten zielgerichtet beeinflussen ...

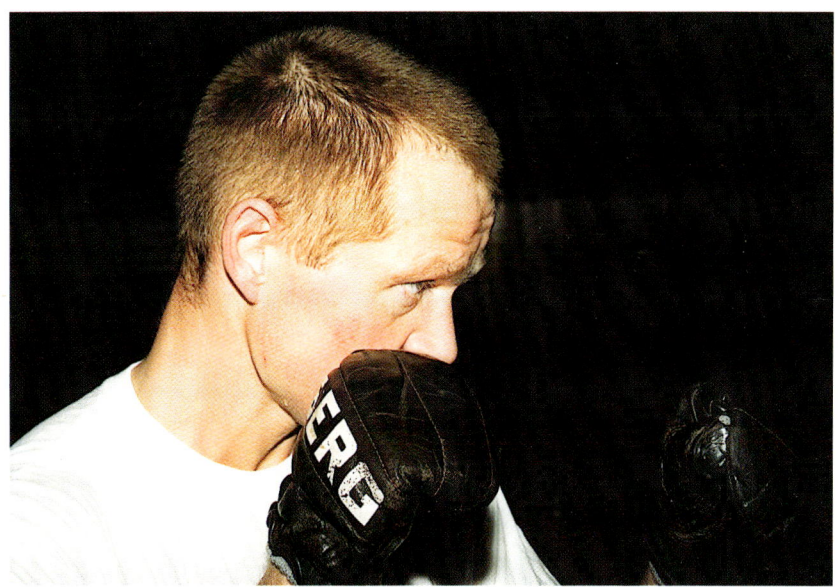

... und seine Leistung optimal steigern will ...

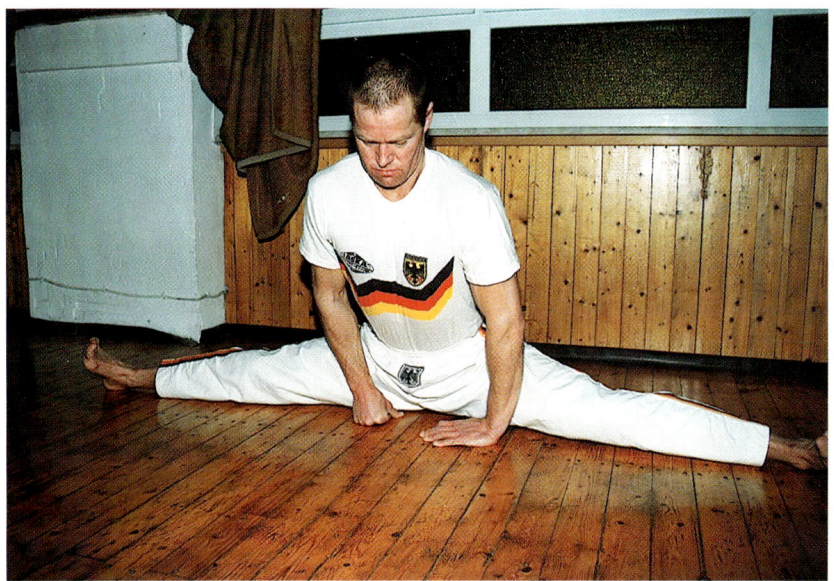

Sportpsychologie: Sie soll nicht nur Gesetzmäßigkeiten erforschen, ...

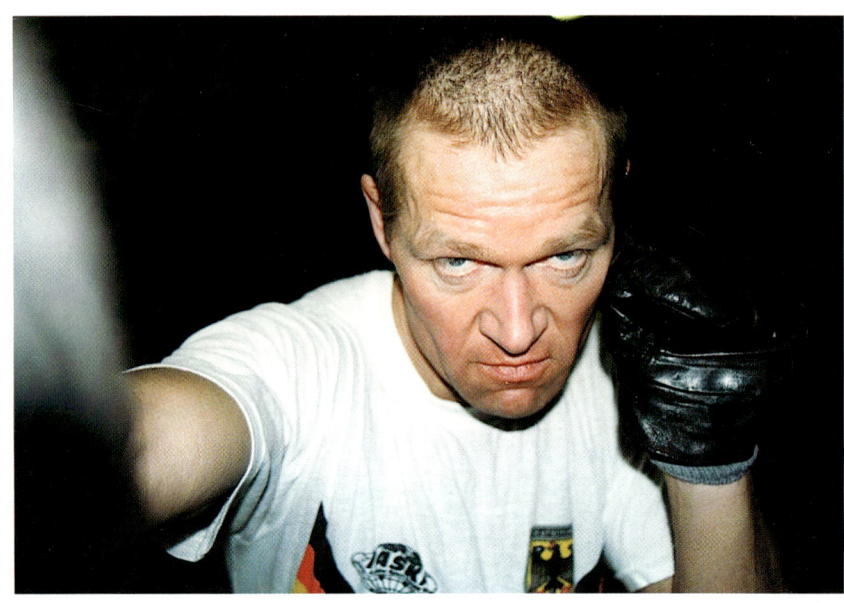

... sondern auch die psychologischen Voraussetzungen ...

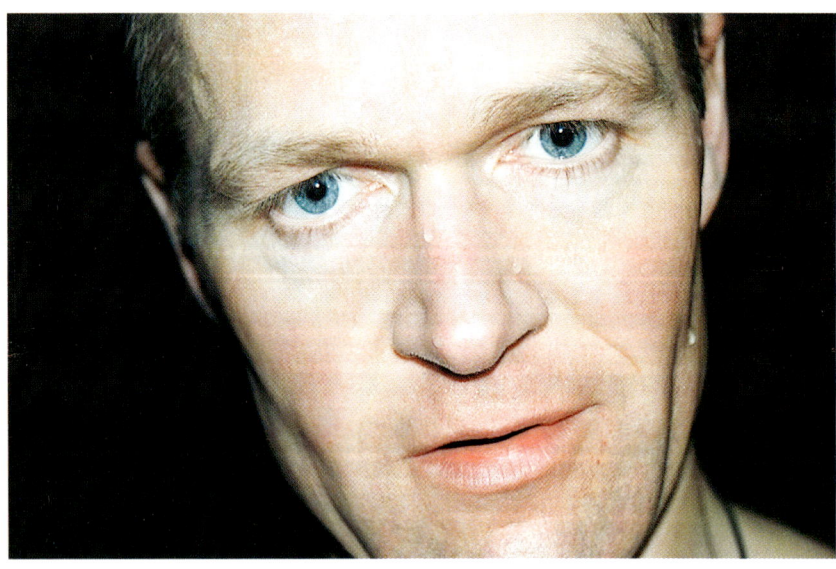

... zur Leistungssteigerung schaffen.

Der Eiweißgrundbedarf in der menschlichen Ernährung liegt bei etwa 0,8 g/kg Körpergewicht täglich. Durch körperliche Beanspruchung (Arbeit, Sport), Wachstum, Schwangerschaft und Rekonvaleszenz kann dieser Bedarf bis auf etwa 3 - 3,5 g/kg Körpergewicht täglich erhöht sein.

Jedes Eiweiß setzt sich aus mehreren Grundbausteinen, den Aminosäuren, zusammen. Das mit der Nahrung aufgenommene Eiweiß wird bis zu den Aminosäuren verdaut; diese werden über die Darmwand ins Blut abgegeben, auf dem Blutwege zu den Zellen transportiert und dort zu körpereigenem Eiweiß (z. B. Muskelgewebe) aufgebaut. Wir unterscheiden 20 verschiedene Aminosäuren:

- Die acht essentiellen Aminosäuren können vom Körper nicht selbst gebildet und müssen daher über die Nahrung zugeführt werden.
- Zwei semi-essentielle Aminosäuren kann der Körper ebenfalls nicht selbst aufbauen, benötigt sie aber auch nur in Ausnahmesituationen wie z. B. der Schwangerschaft oder in einzelnen Wachstumsperioden.
- Die zehn nicht-essentiellen Aminosäuren kann der Körper dagegen selbst aus den essentiellen Aminosäuren bilden. Sie müssen daher nicht zugeführt werden, wenn genügend essentielle Aminosäuren verfügbar sind.

Der Ernährungswert eines Proteins richtet sich einmal nach seiner Verdaulichkeit und zum anderen nach seinem Gehalt an essentiellen Aminosäuren. Jedes Protein besteht - zu unterschiedlichen Prozentsätzen - aus mehreren Aminosäuren, aber nur tierische Eiweiße enthalten alle essentiellen Aminosäuren. Pflanzliche Eiweiße sind immer unvollständig. Durch die Kombination verschiedener Proteine (und damit auch verschiedener Aminosäurengemische) sind jedoch sehr hochwertige Eiweißmixturen möglich, die über den Ernährungswert der einzelnen vermischten Proteine deutlich hinausgehen.

Tierische Eiweißlieferanten sind Fleisch sowie alle Fleisch- und Wurstwaren, Fisch, Geflügel, Milch und Milchprodukte, Eier. Pflanzliches Eiweiß ist enthalten in Hülsenfrüchten (Bohnen, Erbsen, Linsen), Getreideerzeugnissen (Mehl, Getreideflocken), Kartoffeln und Nüssen. Der Proteingehalt pflanzlicher Nahrungsmittel ist verhältnismäßig gering, so daß eine eiweißbetonte Ernährung hiermit kaum möglich ist. Die höchste biologische Wertigkeit haben Vollei-Protein, Kuhmilcheiweiß, das Protein der Rinderleber, des Rinderherzens und des Rindermuskels. Hochwertige Proteinmischungen ergeben sich insbesondere aus den Kombinationen Kartoffel + Ei, Milch + Ei und Kartoffel + Milch. Vor allem Diabetiker mit einer Nierenschädigung (Nephropathie) und Dialysepatienten müssen auf solche Eiweiß-gemische zurückgreifen.

Eiweiß kann nur dann verwertet werden, wenn dem Organismus genügend Vitamin B_6 - enthalten u. a. in Fleisch und Innereien, Eigelb, Spinat, Kartoffeln - zur Verfügung steht.

Nach wie vor sind sich Ärzte und Ernährungswissenschaftler uneins darüber, ob ein erhöhter Eiweißkonsum (über 1 g/kgKG/Tag) zu gesundheitlichen Beeinträchtigungen führt. Belegt ist ein derartiger Effekt bisher nicht. Gerade der oft behauptete Zusammenhang zwischen proteinreicher Kost und einer besonderen Belastung der Niere konnte in mehreren Studien bei Kraftsportlern, die sich betont eiweißreich ernährten, nicht nachgewiesen werden. (Ritsch 1992, Beuker und Ritsch 1993, Höhler 1994)
Proteine können im Körper nicht gespeichert werden; eine Zufuhr, die über den aktuellen Bedarf hinausgeht, wird als Depotfett aufgestaut. Der Proteingehalt einer Mahlzeit sollte deshalb 50 - 60 g nicht übersteigen. Erst nach der Entleerung des Magens, d. h. nach zwei bis drei Stunden, ist eine nächste Eiweißzufuhr sinnvoll.

Kohlenhydrate sind die am schnellsten verfügbare Energiequelle des Organismus. Eine Schlüsselstellung kommt der Glukose (dem Traubenzucker) zu; einmal wegen ihrer Bedeutung für die Energiebereitstellung in der Zelle und andererseits, weil alle hochmolekularen Kohlenhydrate (z. B. Stärke) aus Glukose aufgebaut sind. Das Kohlenhydrat wird im Verdauungsprozeß zu Traubenzucker abgebaut; der Traubenzucker gelangt über den Blutweg in die Zellen und dient dort zur Energiegewinnung. Nach der Anzahl der Traubenzuckermoleküle in einem Kohlenhydrat unterscheiden wir:

- Monosaccharide (Einfachzucker): Fruchtzucker, Traubenzucker, „weißer" Industriezucker, Obst und Obstsäfte, Süßigkeiten, Marmeladen ohne Zuckeraustauschstoffe, Honig, weißes Mehl, Mehl- und Teigprodukte;
- Disaccharide (zweiwertige Zucker): Zuckerrüben und -produkte (z. B. Sirup), Milch und Milchprodukte, Malz und alle malz- zuckerhaltigen Produkte (das bekannteste dürfte wohl Bier sein);
- Trisaccharide, Oligo- und Polysaccharide (drei- und mehrwertige Zucker) finden sich u. a. in Kartoffeln, Vollkornprodukten (Vollkornbrot, Getreideflocken) und in Leber.

Zur Gruppe der Kohlenhydrate gehören auch die Ballaststoffe; wir verstehen hierunter die unverdaulichen Bestandteile pflanzlicher Nahrungsmittel. Sie können im Verdauungssystem nicht zu Glukose abgebaut werden, beinhalten also keinen verwertbaren Nährstoffgehalt, sind jedoch für eine ausgewogene Ernährung unerläßlich. Eine ballaststoffreiche Kost begegnet der Entstehung zahlreicher Zivilisationskrankheiten und wegen des hohen Sättigungsgehaltes auch dem Übergewicht.

Glukose kann nur dann vom Blut in die (Muskel-) Zellen abgegeben werden und dort als Energiespender wirken, wenn eine ausreichende Insulinmenge vorhanden ist!

Einfachzucker wie Traubenzucker, „weißer" Zucker, Obst und Obstsäfte müssen nicht mehr auf dem Verdauungswege in Glukose aufgespalten werden und bewirken so den schnellsten Blutzuckeranstieg. Sie haben ihren Platz da, wo es gilt, ein Leistungstief sofort zu beheben, etwa einen durch Glukosemangel (!) begründeten Einbruch der Trainings- oder Wettkampfleistung. Und sie sind die gegebene Sofortmaßnahme bei einer Unterzuckerung.

Die blutzuckersteigernde Wirkung der Einfachzucker hält nur kurze Zeit an. Sie werden daher entweder kontinuierlich gegeben - z. B. beim Training jede halbe Stunde ein paar Traubenzuckerwürfel - oder aber durch die Gabe zusätzlicher Mehrfachzucker unterstützt. Mehrfachzucker heben den Blutzuckerspiegel nur langsam an, halten ihn dafür aber längere Zeit hoch. Ihre Wirkung setzt dann ein, wenn die der Einfachzucker nachläßt; durch die gleichzeitige Gabe wird also der Blutzuckerspiegel sofort angehoben und längere Zeit konstant gehalten.

Den schnellsten Blutzuckeranstieg erreichen wir, wenn Traubenzucker mit der 20fachen Menge Wasser gegeben wird. Kohlenhydrate werden umgekehrt nur sehr zögernd abgebaut, wenn sie zusammen mit Alkohol, Fett oder Eiweiß gereicht werden.

Der Kohlenhydrat-Grundbedarf liegt bei ca. 3 g/kg Körpergewicht täglich. Ein höherer Bedarf besteht bei körperlicher Belastung und kann in Ausdauersportarten durchaus auf über 10 g/kgKG/Tag ansteigen. Hierüber lassen sich aber kaum pauschale Angaben machen, da die Kohlenhydratverwertung weitgehend von dem individuellen Stoffwechselgeschehen, der Trainingsbelastung und der Verdauung abhängt.

Kohlenhydrate, die nicht sofort zur Energiegewinnung abgebaut werden, werden in den Glykogendepots, den Zuckerspeichern in Leber und Muskulatur, aufgestaut.

Bei normalen Blutzuckerausgangswerten (!) und ohne Belastung können nur zwischen 50 und 70 g Kohlenhydrate/Stunde oder das Doppelte alle zwei Stunden zur Energiebereitstellung oder Speicherung als Glykogen verwertet werden. Darüber hinaus aufgenommene Kohlenhydrate werden in der Leber in Fette umgewandelt und im Körper als Depotfett gespeichert.

Fett dient dem Körper zur Energiegewinnung; nach einem Erschöpfen der Glykogendepots werden bis zu 80% des Energiestoffwechsels von freien Fettsäuren bestritten. Bei der Verbrennung verbrauchen Fettsäuren wesentlich mehr Sauerstoff als Kohlenhydrate. Da die sportliche Leistungsfähigkeit von der Sauerstoffaufnahmefähigkeit (über die Atmung) begrenzt wird, sollte der Sportler seinen Energieverbrauch tunlichst aus Kohlenhydraten bestreiten, um sein Leistungsvermögen nicht von vornherein durch die Ernährung zu beschränken. Zudem kann die in Fetten gebundene Energie nur etwa halb so schnell wie die in Kohlenhydraten gebundene freigesetzt werden. Als Energiespender spielen Fette eine Rolle bei langanhaltenden Belastungen im niedrigen (aeroben) Intensitätsbereich, z. B. bei Wanderungen, Expeditionen etc. Das Fett dient dem Körper nicht nur als Energielieferant, sondern unterstützt auch die Verwertung einzelner lebensnotwendiger Wirkstoffe, z. B. der fettlöslichen Vitamine.

Das mit der Nahrung aufgenommene Fett wird im Darm zu feinsten Tröpfchen verarbeitet. Diese Tröpfchen gelangen über Darmwand und Pfortader zur Leber und werden nach der Leberpassage über den Blutkreislauf zu den anderen Organen und Zellen befördert, wo sie als Energiespender zur Verfügung stehen oder als Depotfett gespeichert werden. Beim Abbau dieser Depotfette entstehen freie Fettsäuren.

Fettreiche Nahrungsmittel sind - abgesehen von Pflanzenölen und Margarine - fast ausschließlich tierischer Herkunft. Zu nennen sind insbesondere Fleisch- und Wurstwaren, Eier, Milch und Milchprodukte (Butter, Sahne, Käse) und Streichfette. An dieser Stelle sei auf die Bedeutung der Fette als Geschmacksträger in der menschlichen Ernährung hingewiesen: Der Eigengeschmack eines Nahrungsmittels (z. B. Brotbelag) wird oft erst durch die Beigabe von Fett (z. B. als Streichfett) herausgestellt, und gerade darin ist einer der Gründe für unsere oft zu fetthaltige Ernährung zu sehen.

Cholesterin, eine fettähnliche, kristallisierte Substanz, ist ein wesentlicher Baustein unseres Körpers und auch in allen tierischen Zellen vorhanden. Es gibt verschiedene Cholesterin-Fraktionen; die wichtigsten sind LDL (Low-Density-Lipoproteine) und HDL (High-Density-Lipoproteine). Stets erhöhte LDL-Cholesterinwerte führen zu Fettablagerungen, welche die Blutgefäße verengen. HDL-Cholesterin hingegen kann abgelagertes Fett erneut aktivieren und zurück in die Leber transportieren, wo es dem Stoffwechsel wieder zur Verfügung steht. Der Cholesteringehalt eines Lebensmittels hängt nicht unbedingt von seinem Fettgehalt ab. Die Regel „Je fetter, desto mehr Cholesterin" gilt nur bei Milchprodukten.

Nun ist Nahrungsfett nicht gleich Nahrungsfett, sondern es setzt sich immer aus Glyzeriden und Fettsäuren zusammen - im jeweils unterschiedlichen Mengenverhältnis.

Gesättigte Fettsäuren kommen in einigen pflanzlichen Erzeugnissen, vor allem aber in tierischen Produkten (Butter, Speck, Schmalz), vor. Sie erhöhen den Gesamt-Cholesteringehalt des Blutes, wirken sich also negativ auf unsere Gesundheit aus.

Ungesättigte Fettsäuren sind in pflanzlichen Produkten, vor allem in Pflanzenölen, enthalten. Sie lassen sich in einfach und mehrfach ungesättigte Fettsäuren unterteilen: Einfach ungesättigte Fettsäuren erhöhen das LDL-Cholesterin nicht. Man findet sie vorwiegend in Oliven- und Rapsöl. Die mehrfach ungesättigten oder essentiellen Fettsäuren wirken LDL-Cholesterin-senkend, stehen also der Entwicklung von Durchblutungsstörungen entgegen. Wir finden sie vor allem in Qualitätsmargarinen, in Saflor-, Sonnenblumen-, Soja-, Maiskeim- und Erdnußöl sowie in Meeresfischen.

Da der Organismus die essentiellen Fettsäuren nicht selbst herstellen kann, müssen sie mit der Nahrung zugeführt werden.

Vitamine sind lebenswichtige Verbindungen, die der Organismus nicht selbst herstellen kann und die deshalb zugeführt werden müssen. Sie beinhalten in sich selbst keine verwertbare Energie, nehmen aber an der Energiegewinnung als Katalysatoren teil, d. h. sie beschleunigen chemische Reaktionen, ohne dabei selbst verändert zu werden. Aus diesem Grunde benötigen wir sie auch nur in sehr geringen Mengen. Für die Ernährung spielt es keine Rolle, ob Vitamine natürlicher oder synthetischer Herkunft sind.

Vitamine werden in zwei Gruppen unterteilt:

Wasserlösliche Vitamine werden in den Körperflüssigkeiten (Blut, Gewebewasser) gespeichert und gehen dem Organismus mit einem Flüssigkeitsverlust wieder verloren. Da sie nur kurzfristig im Körper verbleiben, hat eine Überdosierung keine Nachteile. Zu den wasserlöslichen zählen wir die Vitamine der B-Gruppe, Niacin, Panthotensäure, Folsäure, Vitamin C (Ascorbinsäure) und Vitamin H (Biotin).

Fettlösliche Vitamine werden im Körperfett gespeichert und nur langsam wieder abgebaut. Eine Überdosierung der Vitamine A und D gilt als gesundheitsschädlich. Zu den fettlöslichen zählen wir die Vitamine A, D, E, K.

Vitamin	Natürliches Vorkommen	Bedeutung
Vitamin A	Blattsalate, Gemüse, Eier, Leber, Lebertran, Milch, Milchprodukte	gutes Sehvermögen, gesunde Knochen, Haut und Haare, notwendig für normales Wachstum und Fortpflanzungsfähigkeit
Vitamin-B-Gruppe	Getreidekörner, Eier, Milch, Fleisch, Innereien, insbes. Leber, Weizenkeime	Mitwirkung im Kohlenhydrat- und Eiweißstoffwechsel, notwendig für Blutbildung und Zellwachstum sowie für normales Funktionieren der Gehirntätigkeit und des Nervensystems
Niacin (Nikotinsäureamid) der Zelle	Gemüse, Früchte, Obst, Fleisch, Milch, Leber, Getreidekörner	Mitwirkung im Energie-, Zucker-, Fett- und Eiweißstoffwechsel
Panthotensäure	alle Nahrungsmittel, keine Mangelzustände bekannt	unterstützt den Eiweiß-, Fett- und Kohlenhydratstoffwechsel sowie die Cholesterin- und Fettsäuresynthese
Folsäure	Milch, Leber, grünes Gemüse, Kartoffeln, Eier, Orangen	notwendig zur Blutbildung und für das Zellwachstum, Aufbau des roten Blutfarbstoffes (Hämoglobin)
Vitamin C (Ascorbinsäure)	alle frischen Früchte (über längere Zeit gelagertes Obst enthält dieses Vitamin nur noch spurenweise!)	Mitwirkung bei der Bildung von Nebennierenhormonen, begünstigt die Aufnahme von Eisen, schützt andere Vitamine vor der Oxiydation; erforderlich zum Aufbau starker Knochen und gesunder Zähne
Vitamin H (Biotin)	in fast allen Nahrungsmitteln enthalten, kann vom Darm synthetisiert werden, daher kaum Mangel möglich	Unterstützung von Stoffwechselprozessen, Neubildung von Glukose, Steuerung des Fettsäureabbaus
Vitamin D	Fisch, Leber, Lebertran, Eier, Milch, Milchprodukte	notwendig für gesunden Knochenaufbau
Vitamin E	Pflanzenöle, Weizenkeime, Eier, Milch	Erhalt der Muskelfunktionen, wirkt sauerstoffsparend und günstig auf den Bindegewebsapparat, schützt Fettsäuren vor der Oxiydation
Vitamin K	grüne Pflanzen, grünes Gemüse, Leber, Eier, Milch	regt die Leber zur Bildung von Enzymen zur Blutgerinnung an

Beim Sportler besteht ein Mehrbedarf vor allem an Vitaminen der B-Gruppe (B_1, B_2, B_6, B_{12}), Niacin, Vitamin C und Vitamin E. In aller Regel kann er durch eine abwechslungsreiche Kost, die dem Nährstoffbedarf der jeweiligen Sportart entspricht, wieder ausgeglichen werden.

Überhöhte Vitamingaben bewirken keine zusätzliche Leistungssteigerung!

Bei Vitaminmangelzuständen empfiehlt es sich, nur das fehlende Vitamin gezielt auszugleichen; eine „Schrotschußtherapie" mit Multivitaminpräparaten bringt keine Vorteile. Für den Sportler haben solche Vitaminpräparate jedoch einen Sinn bei einer reduzierten Ernährung („Gewichtmachen" vor dem Wettkampf). Sie geben ihm zudem oft das Gefühl, nichts versäumt zu haben, und sind dadurch mitunter ein psychologisches Moment in der Wettkampfvorbereitung.

Mineralstoffe sind lebensnotwendige chemische Grundstoffe, die der Organismus nicht selbst bilden kann und deshalb mit der Nahrung aufnehmen muß. Sie müssen in einem bestimmten Verhältnis zueinander im Körper vorhanden sein. Mineralstoffe halten den osmotischen Druck in der Zelle konstant, d. h. den Druck, der beim Austausch flüssiger Stoffe auf die Zellwände ausgeübt wird, und sind von Bedeutung für den Wasserhaushalt, das Säurebasengleichgewicht und für die Erregbarkeit der Muskeln, der Nerven und des Zentralnervensystems.

Mineralstoff	natürliches Vorkommen	Bedeutung
Kalzium	Milch und Milchprodukte, Gemüse	beteiligt am Aufbau der Knochen und Zähne, Mitwirkung bei der Nervenerregung, Muskelkontraktion, Blutgerinnung
Phosphor (Phosphat)	Milch und Milchprodukte, Nüsse, Pilze, Eier, Weizenkeime	Mitwirkung bei der Energieübertragung in der Zelle, Bestandteil energiereicher Verbindungen

Mineralstoff	natürliches Vorkommen	Bedeutung
Magnesium	Milch und Milchprodukte, Vollkornprodukte, alle grünen Pflanzen, spurenweise in allen Nahrungsmitteln	Aufrechterhaltung der Muskel- und Nervenfunktion, Bestandteil des Knochens (Mangel führt zu Muskelkrämpfen)
Kochsalz (Natriumchlorid)	Nahrungskochsalz (in der Normalkost genügend vorhanden)	Regulation des Wasser- und Säurebasenhaushalts, Mitwirkung bei der Erregbarkeit von Nerven und Muskeln
Kalium	Gemüse, Nüsse, Obst, Kartoffeln	wichtig für normale Herz- und Muskeltätigkeit
Eisen	Fleisch, insbes. Innereien, Vollkornprodukte, grünes Gemüse	Aufbau des Blutfarbstoffes Hämoglobin, Mitwirkung bei der Atmung der Zelle
Jod	Seefische, Leber, Eier, jodiertes Speisesalz	Bildung von Schilddrüsenhormonen
Kupfer	Fleisch, Leber, Hülsenfrüchte, Getreide, Kartoffeln	Mitwirkung bei der Bildung der roten Blutkörperchen, wichtig beim Zellwachstum
Mangan	Pflanzen, Gemüse, Getreide (Mängel sind nicht bekannt)	Aktivierung von Enzymen; bei Mangel u. a. Unfruchtbarkeit, Blutarmut, Wachstumsstörungen
Kobalt	Vollgetreide, Hülsenfrüchte, Gemüse, Innereien	Mitwirkung bei der Bildung der roten Blutkörperchen, Bestandteil von Vitamin B_{12}
Zink	Vollgetreideprodukte, Hülsenfrüchte, Fleisch, Pilze	wichtig für die Funktion zahlreicher Enzyme; bei Mangel u. a. Hautveränderungen, Wachstumsstörungen
Molybdän	nahezu alle Nahrungsmittel	Bestandteil von Enzymen, nur minimaler Bedarf
Zinn	Innereien, Leber	erforderlich für normales Wachstum; kein Mangel bekannt
Nickel, Selen, Fluor, Silizium, Vanadium, Chrom	Vollgetreideprodukte, Gemüse, Eier, Fleisch, z. T. im Trinkwasser enthalten	noch nicht endgültig bekannt; Krankheitsbilder infolge Unterversorgung sind nicht bekannt

Mineralstoffe sind wasserlöslich und gehen dem Körper mit Schweiß und Urin wieder verloren. Daher kommt es beim Sportler nicht selten zu einem chronischen Mineralstoffmangel. Es besteht insbesondere die Gefahr eines permanenten Kalium-, Magnesium- und Eisendefizits. Für kurzzeitige Belastungen mit hoher Intensität ist Phosphor als Katalysator bei der Energieübertragung in der Zelle bedeutsam. Um den Flüssigkeitsverlust einzudämmen, empfiehlt sich vor langanhaltenden Ausdauerbelastungen eine mäßige Kochsalzaufnahme. Ebenso wie bei den Vitaminen sollte auch bei Mineralstoffen ein bestehender Mangel abgeklärt und gezielt ausgeglichen werden. Mineralstoffpräparate sind ansonsten nur bei eingeschränkter Ernährung (z. B. Gewichtsabnahmediät) angebracht.

Lebensnotwendig: Wasser und Mineralstoffe

Wasser ist erforderlich für den geregelten Ablauf des Stoffaustauschs, als Transportmittel für die Nährstoffe und als Lösungsmittel für fast alle Stoffe in der Zelle. Der Wasserbedarf des Menschen liegt auch ohne besondere körperliche Beanspruchung bei zweieinhalb bis dreieinhalb Liter täglich. Bei einem Flüssigkeitsverlust in Höhe von 2% des Körpergewichts ist die Ausdauerleistungsfähigkeit bereits gemindert und bei einem Verlust von 4% des Körpergewichts die Kraftleistung herabgesetzt. Ein Flüssigkeitsverlust in Höhe von 12% des Körpergewichts ist tödlich. Will der Sportler seine Leistungsfähigkeit erhalten, so muß er einem Flüssigkeitsverlust vorbeugen oder ihn möglichst schnell wieder ausgleichen. Ein ausgeglichener Flüssigkeitshaushalt ist zudem erforderlich, um die Körpertemperatur durch Schwitzen regulieren zu können.
Nun ist es keineswegs damit getan, die verlorene Flüssigkeit einfach durch Wasser zu ersetzen. Mit dem Schweiß verliert der Körper ja auch Mineralstoffe, und oft führt erst dieser Mineralstoffverlust zu jenen Ausfallerscheinungen, die der Laie dem Flüssigkeitsverlust zuschreibt. Diese verlorengegangenen Schweißelektrolyte müssen mit ersetzt werden. Nur dann, wenn ein Getränk dieselbe Konzentration gelöster Nährstoffe wie das Blut aufweist (wir sprechen dann von einem isotonen Getränk), nimmt der Körper die Flüssigkeit direkt an. Ist das Getränk hypoton, d. h. die Mineralstoff- und Nährstoff-

konzentration geringer als die des Blutes, nimmt die Flüssigkeit bei der Ausscheidung über die Nieren noch weitere Mineralstoffe mit, und es kann zu einer bedrohlichen Mineralstoff-Unterversorgung kommen. Umgekehrt müssen hypertone Getränke, d. h. solche mit einer höheren Nährstoffdichte als im Blut enthalten, von Magen und Darm erst auf eine isotone Osmolarität verdünnt werden. Für diesen Vorgang wird noch Flüssigkeit abgezogen.

Um die Leistungsfähigkeit zu erhalten, muß daher das während sportlicher Belastung aufzunehmende Wasser mit Nähr- und Mineralstoffen auf eine isotone Dichte gebracht werden. Während sportlicher Aktivitäten, insbesondere langer Ausdauerleistungen, empfiehlt sich die Aufnahme von etwa einem Liter einer isotonen Flüssigkeit pro Stunde, möglichst aufgeteilt auf 250 ml alle 15 Minuten.

Der Energiegehalt eines Lebensmittels, der Energiebedarf und die Energiezufuhr werden in Kilokalorien (kcal) oder Kilojoule (kJ) gemessen. Energielieferanten sind die in den Lebensmitteln enthaltenen Nährstoffe Eiweiß, Kohlenhydrate, Fett und bei alkoholischen Getränken Alkohol. Ihr mittlerer Brennwert beträgt:

1 g Eiweiß   = 4 kcal = 17 kJ
1 g Kohlenhydrat = 4 kcal = 17 kJ
1 g Fett   = 9 kcal = 38 kJ
1 g Alkohol   = 7 kcal = 30 kJ.

Für die Umrechnung gilt:
1 kcal = 4,2 kJ bzw. 1 kJ = 0,24 kcal.

Der Gesamtenergiebedarf des Menschen setzt sich zusammen aus dem Grundumsatz und dem Arbeitsumsatz.

Der Grundumsatz ist diejenige Energiemenge, die der Organismus bei völliger Ruhe (im Liegen) zur Aufrechterhaltung der Körperfunktionen benötigt. Er beträgt etwa

0,8 g Eiweiß/kg Körpergewicht/Tag	= 3,4 kcal	= 13,6 kJ,
2,0 g Kohlenhydrate/kgKG/Tag	= 8 kcal	= 34 kJ,
0,3 g Fett/kgKG/Tag	= 3 kcal	= 12,6 kJ;

d. h. etwa 15 kcal oder 61 kJ pro Kilogramm Körpergewicht in 24 Stunden. Dieser Energiebedarf ist mit fortschreitendem Alter rückläufig und kann andererseits in der Schwangerschaft oder bei Krankheiten deutlich erhöht sein.

Der Arbeitsumsatz richtet sich nach der Schwere und der Dauer der körperlichen Betätigung. Ein erhöhter Umsatz besteht nicht nur während der Belastung, sondern auch noch in der Nachbelastungsphase. Er wird größtenteils durch Kohlenhydrate und Fette als Energieträger abgesichert. Proteine sollen einerseits den Eiweißabbau durch die Belastung ausgleichen und andererseits dem Aufbau körpereigenen Eiweißes (Muskelgewebe) dienen.

Als Anhaltspunkte für die Feststellung des Bedarfes gilt:
Der Eiweißbedarf beträgt bei Ausdauer- und Kraftausdauersportlern etwa 1,5 bis 2,5 g/kgKG täglich, entsprechend 6-10 kcal/kgKG/Tag oder 26-43 kJ/kgKG/Tag; bei Schnellkraftsportlern etwa 2-2,5 g/kgKG/ Tag, entsprechend 8-10 kcal/kgKG/Tag oder 34-43 kJ/kgKG/Tag und bei Kraftsportlern zwischen 2,5 und 3,5 g/kgKG/Tag, also 10-14 kcal/kgKG/Tag oder 43-60 kJ/kgKG/Tag.

Der Kohlenhydratbedarf steigt auch bei nur geringfügiger körperlicher Betätigung um mindestens 1 g/kgKG/Tag und beträgt bei Ausdauersportlern bis zu 10 g/kgKG/Tag (entsprechend 40 kcal/kgKG/ Tag oder 170 kJ/kgKG/Tag), bei Kraftausdauersportlern zwischen 8 und 10 g/kgKG/Tag, bei Schnellkraftsportlern 6-8 g/kgKG/Tag und bei Kraftsportlern etwa 5-6 g/kgKG/Tag. Der Kohlenhydratbedarf hängt natürlich nicht nur von der sportlichen Beanspruchung ab, sondern auch von außersportlichen Belastungen im Tagesablauf.

Der Fettbedarf beträgt maximal 10% des Energiebedarfes an Eiweiß und Kohlenhydraten, und der Anteil der ungesättigten Fettsäuren sollte davon mindestens die Hälfte ausmachen. Die in vielen Ernährungsbroschüren zu findende Empfehlung, die Fettaufnahme auf etwa 30% des Kalorienbedarfs zu begrenzen, muß für den Sportler enger gefaßt werden.

Der hier genannte Nährstoffbedarf des Athleten steht fraglos in einem gewaltigen Widerspruch zu den Empfehlungen, die in den meisten Diätbüchern gegeben werden. Mit den Richtlinien der Deutschen Gesellschaft für Ernährung ist er schon gar nicht in Einklang zu bringen. Dieser scheinbare Widerspruch erklärt sich daraus, daß der Sportler einen sehr hohen Arbeitsumsatz hat, der auch noch in der Nachbelastungsphase besteht. Auch der Feierabendsportler, der abends im Tennisclub oder im Fitneßstudio ein gar nicht so intensives Training absolviert, verausgabt sich während dieser zwei Stunden oftmals mehr als ein Bauarbeiter während seiner ganzen Schicht. Diesen Mehrbedarf durch die Muskelarbeit sollten Sie keinesfalls unterschätzen: Er muß gedeckt werden, und mit ein paar zusätzlichen Salatblättern ist es meist nicht getan. Hohe oder gar höchste Leistung kann nun einmal nicht ohne eine bedarfsgerechte Ernährung erbracht werden. Wobei ich mir den Hinweis gestatte, daß bedarfsgerechte Ernährung keinesfalls mit haltlosem Schlemmen gleichgesetzt werden darf!

Der Trainingsaufbau eines Sportlers ist keinesfalls immer konstant, sondern ändert sich im Rahmen des Trainingszyklus. Trainingshäufigkeit, Trainingsintensität und der Umfang der Belastungen werden je nach Leistungsklasse und Sportart z. T. beträchtlich variiert. An diesen sich ändernden Bedarf müssen Ernährung und Nährstoffzufuhr angepaßt werden.

Wir unterscheiden vier verschiedene Phasen der Sportlerernährung:

1. Die Trainingsaufbauphase soll die Leistungsfähigkeit des Athleten steigern bzw. auf ein bestimmtes Niveau bringen. Die Ernährung dient in diesem Trainingsabschnitt einmal dem Aufbau von Körpermasse und zum anderen dazu, einen hohen Belastungsumfang und

die erforderliche Belastungsintensität zu ermöglichen und die Energiereserven wiederherzustellen. Je mehr kraftbetonte Trainingsabschnitte diese Phase enthält, desto größeres Gewicht ist auf eine ausreichende Proteinzufuhr zu legen. Der tägliche Proteinbedarf liegt je nach Sportart und Belastung zwischen 1,5 und (maximal) 3,5 g/kgKG. Die bei großen Belastungsintensitäten geleerten Kohlenhydratspeicher (Glykogendepots) müssen durch eine kohlenhydrathaltige Kost wieder aufgefüllt werden. Da die Erholungsfähigkeit individuell verschieden ist und auch von außersportlichen Einflüssen, vom Stoffwechsel und vom Verdauungsapparat abhängt, sind pauschale Angaben über den Kohlenhydratbedarf kaum möglich. Die folgenden Empfehlungen können daher nur als etwaige Anhaltspunkte dienen und müssen ggf. erhöht oder vermindert werden: bei Kraftsportlern 5-6 g Kohlenhydrate pro Kilogramm Körpergewicht täglich, bei Schnellkraftsportlern 6-8 g/kgKG/Tag, bei Kraftausdauersportlern 8-10 g KH/kgKG/Tag und bei Ausdauersportlern etwa 10 g/kgKG/Tag. Auf eine ausreichende Flüssigkeits-, Vitamin- und Mineralstoffzufuhr ist zu achten. (Wohlgemerkt: auf eine ausreichende, nicht auf eine überdosierte!) In aller Regel wird in der Trainingsaufbauphase eine Gewichtszunahmediät durchgeführt.

2. In der Vorwettkampfphase, also den letzten zwei bis sechs Tagen vor dem Turnier, geht es darum, die Energiespeicher (Muskel- und Leberglykogendepots) aufzufüllen. Dies ist besonders in Kraftausdauer- und Ausdauerdisziplinen der Fall, aber auch in solchen Kraft- und Schnellkraftsportarten, in denen es zu mehreren Starts oder auch zu Startverschiebungen kommen kann.

Wird die Muskulatur lange und stark genug beansprucht, so daß die Muskelglykogenvorräte weitgehend erschöpft sind, so hängt deren Wiederaufbau von der nachfolgend verabreichten Kost ab.

Bei fett- und eiweißreicher Ernährung kann man nach einigen Tagen einen Muskelglykogengehalt von 6 g pro kg Muskulatur messen. Eine kohlenhydratreiche Kost mit nur geringem Eiweiß- und Fettanteil läßt jedoch im gleichen Zeitraum das Muskelglykogen auf etwa 40 g pro kg Muskulatur steigen! Der Glykogenverlust wird also nicht nur kompensiert, sondern superkompensiert (überschießend ersetzt). Bei normaler Kost sind die Glykogenvorräte nach etwa zwei bis drei

Tagen wieder aufgefüllt, bei kohlenhydratreicher, fett- und eiweiß-
armer Ernährung haben sie schon nach 24 Stunden den Ausgangswert wieder erreicht und liegen nach 48 bis 72 Stunden deutlich höher
als zuvor.

In der Sportpraxis wird das lange Ausdauertraining,
das die Glykogendepots erschöpfen soll, auf den vierten Vorwettkampftag angesetzt. In den folgenden drei
Tagen ernährt man sich betont kohlenhydratreich und
erzielt so eine überschießende Regeneration der
Kohlenhydratspeicher. Während dieser Zeit wird nicht
mehr trainiert, allenfalls ein leichtes Lockerungstrai-
ning mit minimaler Intensität durchgeführt. Da ein
Gramm Glykogen 2,7 g Wasser bindet, ist eine Gewichtszunahme von zwei bis drei Kilogramm einzu-
kalkulieren.

Vor allem in Sportarten mit Gewichtsklasseneinteilungen muß dieser
Punkt unbedingt beachtet werden. In der Vorwettkampfphase solcher Disziplinen kommt das „Gewichtmachen" zur Anwendung, eine
Methode zur relativen (körpergewichtsbezogenen) Steigerung der
Leistungsfähigkeit. Es wird versucht, durch eine akute Gewichtsabnahme in eine niedrigere Gewichtsklasse zu kommen, weil man sich
dort größere Siegchancen erhofft. Der Sportler bemüht sich hierzu
meist, Gewicht in Form von Schweiß zu verlieren, etwa durch Saunagänge und intensive körperliche Belastungen, eingeschränkte Kalorien-
zufuhr und das Tragen warmer oder atmungsinaktiver Kleidung
(„Schwitzanzüge"). So vorteilhaft der Start in einer niedrigeren Gewichtsklasse jedoch erscheinen mag: Die Leistungsminderung durch
einen Flüssigkeits- und Mineralstoffverlust darf niemals vergessen
werden! Wenn wir es also nicht gleich vorziehen, in der höheren
Gewichtsklasse zu starten, muß rechtzeitig (!) auf das Wettkampfgewicht hingearbeitet werden: mit täglicher Gewichtskontrolle, einer
Erhöhung der Trainingsbelastungen (Umfang oder Intensität) und

einer angemessenen Verminderung der Nahrungszufuhr. Die Kost darf keinesfalls so unterkalorisch sein, daß körpereigenes Eiweiß (Muskelgewebe) zur Energiegewinnung abgebaut wird. In solchen Ernährungsphasen reduzieren wir zunächst die Fettzufuhr, dann ggf. noch die Eiweißzufuhr, den Verzehr von Kohlenhydraten aber niemals so weit, daß die Glykogendepots nicht mehr aufgefüllt werden können. Der Flüssigkeits- und Schweißverlust im Sinne des „Gewichtmachens" soll nicht mehr als 1 bis höchstens 2% des Körpergewichts betragen. Bei kalorisch sparsamer Ernährung ist während dieser Zeit die Einnahme von Vitamin- und Mineralstoffkonzentraten empfehlenswert.

Sowohl in der Vorwettkampf- als auch in der Wettkampfphase erfolgen keine Ernährungsumstellungen, die man nicht vorher in der Trainingsaufbauphase ausprobiert hat oder aus früheren Vorwettkampf- und Wettkampfphasen kennt.

3. In der Wettkampfphase, insbesondere am Turniertag, hängt die Ernährung des Sportlers ab von
- der Art der körperlichen Belastung, insbesondere der Belastungsintensität,
- der Belastungsdauer,
- den Zeitintervallen zwischen den Startterminen,
- klimatischen Gegebenheiten,
- den Begleitumständen insbesondere bei der Anreise zum Austragungsort (Entfernung, Verkehrsmittel, Tagesablauf, Zeitverschiebungen etc.)

Für den Wettkampftag selbst gilt:
- Der Magen soll weder leer noch stark gefüllt sein. Besonders die Verweildauer der Speisen im Magen ist zu berücksichtigen. Die Nahrung sollte weitgehend eiweiß- und fettfrei sein und nur Kohlenhydrate, Flüssigkeit und Mineralstoffe enthalten.
- Eine nur wenige Sekunden dauernde Belastung, z. B. ein Versuch im Gewichtheben, in einer Wurf- oder Sprungdisziplin, bedarf keines zusätzlichen Kohlenhydratangebotes - wohl aber das Aufwärmen und Vorbereiten auf diesen Versuch.
- Bei nur kurzdauernden Belastungen (wenige Minuten bis maximal eine Stunde Dauer) wird ca. 15 Minuten vor dem Start Zucker oder Traubenzucker mit etwa der 20fachen Menge Wasser gereicht. Er erzeugt eine abrupte, kurzfristige Blutzuckerspitze.
- Bei Sportarten, die sich über mehr als eine Stunde erstrecken (z. B. Sportspiele, Ausdauerbelastungen), müssen auch während des Wettkampfes in gleichmäßigen Abständen Kohlenhydrate, Mineralstoffe und Flüssigkeit zugeführt werden.
- Sollte dies nicht möglich sein, muß der Blutzuckerspiegel vorher extrem überhöht und durch die anschließende Belastung wieder gesenkt werden.
- Bei aufgefüllten Glykogenspeichern und hohem Ausgangsblutzucker (mindestens im Bereich der Nierenschwelle) ist - eine angepaßte Insulindosierung vorausgesetzt! - der Gehalt an Muskel- und Leberglykogen in aller Regel für eine einstündige Belastung ausreichend. Eine Nahrungsaufnahme während der Belastung ist nicht erforderlich.
- Eine mäßige Kochsalzgabe am Turniertag hält den Schweißverlust in Grenzen. Dies ist besonders für langandauernde Belastungen (Sportspiele, Ausdauerdisziplinen) von Bedeutung.

Es zeigt sich deutlich, in welche Zwickmühle der diabetische Sportler am Wettkampftag kommen kann: Den Blutzuckerspiegel während der Belastung im Normbereich zu halten, ist meist nur mit beständiger Nährstoffzufuhr (über isotone Getränke) möglich, aber im Wettkampfgeschehen kaum durchführbar. Das Risiko, durch eine Unterzuckerung sein Leistungsvermögen herabzusetzen, kann der

Athlet allerdings nicht eingehen. In aller Regel wird er deshalb am Turniertag mehr oder weniger erhöhte Blutzuckerwerte akzeptieren müssen.

4. Die Nachwettkampfphase, also die Zeit unmittelbar (bis zu 72 Stunden) nach dem Turnier, dient der möglichst raschen Regeneration.

Verlorengegangene Nährstoffe, Mineralstoffe und Flüssigkeit sollen rasch und ohne eine hohe Verdauungsleistung wieder ersetzt werden. Die Erholungszeit ist deutlich verkürzt, wenn sich der Sportler auf ein körperwarmes isotonisches Getränk nach dem Wettkampf beschränkt und etwa eine Stunde später eine kohlenhydratreiche Mahlzeit verzehrt, um die entleerten Glykogendepots wieder aufzufüllen.

In den folgenden Tagen hat die Restitutionskost (Wiederherstellungskost) den Vorrang; der Schwerpunkt liegt zunächst auf einer kohlenhydratreichen Ernährung mit einem allmählich steigenden Eiweißanteil. Die Restitutionskost leitet schrittweise wieder in die Trainingskost über.

Aus sportpraktischer Sicht unterscheiden wir nun folgende Diätformen:

1. Die Gewichtszunahmediät. Ihr Ziel ist die Steigerung des fettfreien Körpergewichts, d. h. der Muskulatur. Dies kann nur über ein planvolles Krafttraining erfolgen. Zur Deckung des Nährstoffbedarfes sind erforderlich:

- Bis zu 3,5 g Eiweiß/kgKG/Tag, abhängig von Umfang und Intensität des Krafttrainings, der sonstigen Trainingsbelastungen und auch von außersportlichen Einflüssen;
- eine ausreichende Kohlenhydrataufnahme, die bis zu 10 g/kgKG/Tag betragen kann;
- ein möglichst geringer Fettverbrauch, der nicht über 10% des Energiebedarfs an Eiweißen und Kohlenhydraten betragen sollte.

Hier ist auf eines hinzuweisen: Auch eine Gewichts-zunahmediät ist eine Diät (!) und darf keinesfalls mit hemmungslosem Schlemmen gleichgesetzt werden!

Das Körpergewicht und der Körperfettgehalt sind täglich zu kontrollieren und der Blutdruck zumindest wöchentlich. Die Nährstoffmenge wird einer jeweiligen Gewichtszunahme angepaßt, und durch das Ansteigen des Körpergewichts können auch Änderungen der Insulindosierung notwendig werden. Bei der Gestaltung des Kostplanes sind einige Punkte zu beachten:

■ Eiweiß wird schlechter verwertet, wenn es bereits in der ersten Mahlzeit des Tages (zum Frühstück) gereicht wird.
■ Die Nährstoffmenge ist auf mindestens fünf bis sechs Mahlzeiten zu verteilen.
■ Das Frühstück sollte betont kohlenhydratreich sein.
■ Die Spätmahlzeit enthält nur einen geringen Fettanteil, wohl aber einen hohen Eiweißgehalt.

2. Die Gewichtserhaltungsdiät ist so zu halten, daß es weder zu einer Gewichtszunahme kommt, gleich ob Muskelmasse oder Fettgewebe, noch zu einem Gewichtsverlust (der bei austrainierten Sportlern mit einem Abbau von Muskulatur gleichzusetzen ist). Eine strenge Gewichtserhaltungsdiät ist einerseits in Sportarten mit Gewichtsklasseneinteilungen notwendig und andererseits in solchen Disziplinen, in denen eine relative Maximalkraft ausschlaggebend ist und eine Erhöhung des Körpergewichts zu einer Verringerung dieser relativen Maximalkraft führen würde.

Je nach Trainingsbelastungen, außersportlicher Beanspruchung und individueller Stoffwechsellage werden benötigt
■ zwischen 1,5 und 3,5 g Eiweiß/kgKG/Tag,
zwischen 5 und 10 g Kohlenhydrate/kgKG/Tag,
■ höchstens 10% dieses Energiegehaltes in Form von Fett.
Für die Mehrzahl der Leistungssportler ist ein Verzehr von täglich etwa 4.000 bis 6.000 kcal, entsprechend 16.900 bis 25.200 kJ, zum Erhalt des Körpergewichts bei fortgeführtem Training ausreichend. Eine regelmäßige Kontrolle des Körpergewichts und des Körperfett-

gehalts ist erforderlich, damit rechtzeitig Korrekturen im Kostplan vorgenommen werden können.

3. Die Gewichtsabnahmediät soll das Körpergewicht des Sportlers angemessen reduzieren, ihm also weniger Nährstoffe zuführen, als er verbraucht. Da ein Kilogramm Fett einem Energiegehalt von 9.000 kcal oder 37.000 kJ entspricht, ist es leicht möglich, sich die einzusparende Energiemenge auszurechnen, die für eine erwünschte Reduktion überschüssigen Körperfetts erforderlich ist. Eine tägliche Gewichts- und Körperfettgehaltskontrolle, eine allmähliche Erhöhung des Trainingsumfanges oder der Trainingsintensität und die angemessene Verminderung der Nährstoffzufuhr sind die Mittel des Sportlers, sein Körpergewicht auf einen bestimmten Stand zu bringen.

Zu bedenken ist, daß der Athlet sein Training möglichst uneingeschränkt fortführen muß; die Kost soll daher so bemessen sein, daß eine erforderliche Trainingsintensität und ein erforderlicher Belastungsumfang beibehalten werden können. Bei zu unterkalorischer Ernährung, z. B. einer Nulldiät oder 300-kcal-Diät, ist dies allenfalls kurzfristig möglich. In der Sportpraxis ist es deshalb zweckmäßiger, auf eine allmähliche Gewichtsabnahme hinzuarbeiten und eine Energiebedarfsobergrenze festzusetzen, die nicht überschritten werden darf.

Der Nährstoffgehalt sollte für den trainierenden Sportler etwa wie folgt zusammengesetzt sein:
- 1 g Protein/kgKG/Tag, entsprechend 4 kcal oder 17 kJ/kgKG/Tag,
- 3,5 g Kohlenhydrate/kgKG/Tag, entsprechend 14 kcal oder 60 kJ/kgKG/Tag,
- 0,3 g Fett/kgKG/Tag, entsprechend 3 kcal oder 5 kJ/kgKG/Tag.
Daraus ergibt sich ein Energiegehalt von 20 kcal oder 84 kJ/kgKG/Tag.

Eine noch geringere Nährstoffzufuhr wird vom trainierenden Sportler meist nicht toleriert mit der Folge, daß der Gewichtsabnahmeplan nicht durchgehalten wird. Zudem bringt eine allzu knappe kalorische Einstellung zwangsläufig einen Formverlust mit sich.

Der Energiebedarf ist an das Körpergewicht gebunden und demzufolge laufend - im Idealfall täglich - neu festzusetzen. Für den Diabetiker ergibt sich daraus, daß er seine Insulinbehandlung sehr flexibel handhaben und womöglich täglich neu anpassen muß.

Körpergewicht, Blutdruck und Trainingsleistungen sind jeden Tag zu kontrollieren und zu notieren, um den Erfolg der Gewichtsabnahme sichtbar zu machen. Die Medikation mit blutdrucksenkenden Mitteln muß nicht selten herabgemindert werden. Diese Überwachung ist auch nach dem Erreichen des Wunschgewichtes beizubehalten; es erleichtert es beträchtlich, das Körpergewicht nicht wieder neu ansteigen zu lassen. Das Wiedereinleiten in die gewohnte sportartspezifische Trainingskost soll auf jeden Fall nur ganz allmählich über einen Zeitraum von bis zu vier Wochen erfolgen.

Erforderlich ist immer eine ausreichende Flüssigkeitszufuhr, eine ballaststoffhaltige Ernährung und das Aufteilen der Kost auf mehrere kleine Mahlzeiten. Eine solch niederkalorische Diät bei gleichzeitig fortgeführtem Training kann nicht alle benötigten Vitamine und Mineralstoffe enthalten und macht die Einnahme entsprechender Multivitamin- und Mineralstoffpräparate notwendig. Ebenfalls notwendig ist eine engmaschige Kontrolle der Mineralbestandteile des Blutes, um einen Mineralstoffmangel sofort gezielt ausgleichen zu können. Weiterhin ist zu beachten, daß eine Gewichtsabnahme die Wirkung vieler Arzneimittel verstärken kann, wodurch oftmals Dosisreduktionen angezeigt sind.

Zumindest im Leistungssport reicht die „normale" Basiskost für eine optimale Sportlerernährung nicht aus. Mit gebräuchlichen Eßwaren kann der erhöhte Nährstoffbedarf nur über ein größeres Nahrungsvolumen gedeckt werden, und dies bringt erhebliche Schwierigkeiten mit sich: Zum einen ist die Kapazität des Magens und des Verdauungssystems begrenzt. Hinzu kommt, daß die für die Verdauung notwendige Energie dem Leistungsstoffwechsel verlorengeht. Weiterhin verzögert ein hohes Nahrungsvolumen nicht nur die Magenentleerung, sondern behindert auch die Zwerchfellatmung. Vor allem aber steht einer Nur-Basisernährung entgegen, daß Lebensmittel nicht nur die gerade benötigten Nährstoffe (z. B. Eiweiß, Kohlenhydrate) enthalten, sondern auch solche Substanzen, die nicht gebraucht werden. Mit einer eiweißreichen Ernährung nimmt der Athlet beispielsweise auch Fett (enthalten in Fleisch- und Wurstwaren, Eiern, Milch und Milchprodukten) und Kohlenhydrate (in pflanzlichen Nahrungsmitteln, Milch, Milcherzeugnissen) zu sich. Außerdem bilden die in den Nahrungsmitteln enthaltenen Nährstoffe den Ausgangspunkt für zahlreiche Stoffwechselendprodukte, etwa Harnsäure und Cholesterin beim Verzehr von tierischem Eiweiß.

Logisch erscheint daher das Bestreben, Nährstoffe mehr oder weniger konzentriert zu reichen. Hier kommen Nährstoffkonzentrate zum Tragen. Sie bieten den Vorteil, einen erhöhten Nahrungsbedarf konzentriert zu decken, ohne daß dazu eine Unmenge von Eßwaren verzehrt werden muß.

Nährstoffkonzentrate sollen die Basiskost anreichern und ergänzen, aber keinesfalls ersetzen!

An sie sind folgende Forderungen zu stellen:

- Sie müssen sich an der Sportart und an der jeweiligen Ernährungsphase orientieren.
- Sie sollen besonders diejenigen Stoffe ersetzen, an denen durch die sportliche Belastung ein erhöhter Bedarf besteht.
- Sie müssen pro Volumeneinheit eine möglichst große Nährstoffdichte enthalten, dürfen jedoch nicht so stark konzentriert sein, daß die Verdaulichkeit darunter leidet.
- Ihr Nährstoffgehalt muß erkennbar sein (sonst ist keine exakte Diätführung möglich!).
- Sie dürfen nicht Lieferant unerwünschter Nährstoffe (z. B. Fett), unerwünschter Begleitsubstanzen (etwa Cholesterin) oder unerwünschter Stoffwechselendprodukte (z. B. Harnsäure) sein.
- Sie müssen die zur Verarbeitung notwendigen Vitamine und Mineralstoffe enthalten.

In diesem Zusammenhang taucht immer wieder die Frage auf, ob eine vegetarische Ernährung für den Sportler sinnvoll ist und vor allem, ob sie einen speziellen Nährstoffbedarf ausgleichen kann. Um diese Frage zu beantworten, müssen wir zunächst zwischen den verschiedenen Formen der vegetarischen Ernährung unterscheiden:

- Die ovo-lakto-vegetabile Kost verzichtet auf Fleisch, Fisch und die daraus hergestellten Lebensmittel, nicht aber auf Milch und Eier als Eiweißträger.

- Die lakto-vegetabile Kost entsagt Fleisch, Fisch, Eiern und den daraus erstellten Produkten, läßt aber noch Milch und Milcherzeugnisse zu.

- Die vegane (streng vegetarische) Kost verzichtet dagegen auf alle tierischen Produkte, auch auf Milch, Milcherzeugnisse und Honig.

Nennenswerte Vorteile einer vegetarischen Ernährung sind der hohe Ballaststoffgehalt der Nahrung, der zu einem langsamen Ansteigen und Sinken des Blutzuckerspiegels beiträgt, und die fett-, cholesterin- und purinarme Kost. Dies stellt eine wirksame Vorbeugung gegen bestimmte Erkrankungen dar - von Gicht bis zu erhöhten Blutfetten. Mit ovo-lakto-vegetabiler und lakto-vegetabiler Kost ist eine optimale, sportartgerechte Ernährung möglich, die richtige Auswahl und Kombination der Lebensmittel vorausgesetzt. Mit streng veganer Kost hingegen läßt sich die bedarfsgerechte Ernährung des Sportlers, vor allem des Leistungssportlers, nur schwer bewerkstelligen. Sie muß daher durch Nahrungszusätze ergänzt werden.

Nahrungsmittel-Bedarfspläne

Im folgenden einige Nahrungsmittel-Bedarfspläne, die mir diabetische Sportlerinnen und Sportler zur Verfügung stellten oder die von mir betreute diabetische Sportler mit mir zusammen ausarbeiteten.

1. Gewichterhaltungsdiät eines Ausdauersportlers

Manfred Z., 50 Jahre, seit 6 Jahren bekannter Typ-II-Diabetes, nicht medikamentös behandelt.

Briefträger, 71 kg, normalgewichtig, Marathonläufer mit zwölf Läufen und einer Bestzeit von 3 Stunden 27 Minuten, wöchentlich fünf Trainingseinheiten.

Eiweißbedarf täglich ca. 120 - 130 g, entsprechend ca. 1,8 g/kgKG/Tag,

Kohlenhydrate an trainingsfreien Tagen 40 BE = 480 g, an Trainingstagen 53 - 56 BE = 640 - 690 g. Dies entspricht einem Kohlenhydratkonsum von etwa 6,7 g/kgKG/Tag an trainings- und arbeitsfreien Tagen und von etwa 9 - 9,5 g/kgKG/Tag an den Trainings- und Arbeitstagen.

Den Fettverzehr begrenzt Herr Z. auf 50 - 60 g täglich. Er ernährt sich ovo-lakto-vegetarisch.

Als bei Herrn Z. der Typ-II-Diabetes festgestellt wurde, wog er 88 kg und litt unter erheblichem Bluthochdruck. Er reduzierte sein Körpergewicht, nahm das Lauftraining auf und konnte durch konsequentes Training und strikte Diätführung sein Körpergewicht seit nunmehr vier Jahren zwischen 70 und 72 kg halten.

Der Eiweißverzehr ist seinem Trainingseinsatz und der körperlichen Beanspruchung im Beruf (als Briefträger legt er täglich mindestens 30 km zu Fuß zurück) angemessen. Der Kohlenhydratgehalt seiner Kost liegt an Trainings- und Arbeitstagen um 13 - 16 BE über dem an belastungsfreien Tagen und veranschaulicht den Energieverbrauch durch körperliche Belastung recht eindrucksvoll. Vor und nach jedem Training nimmt Herr Z. jeweils 4 BE zu sich.

Es ergibt sich ein durchschnittlicher Energiegehalt der Nahrung von etwa 2.920 kcal oder 12.264 kJ an trainingsfreien und von etwa 3.640 kcal oder 14.560 kJ an Trainingstagen.

Hier sehen Sie Herrn Z.s Ernährungsplan an einem Trainingstag (die Menge der einzelnen Nahrungsmittel muß anhand einer Nahrungsmitteltabelle bestimmt und abgewogen werden):

	BE	Kohlen-hydrate g	Eiweiß g	Fett g	kcal g	kJ
1. Haferflocken in Milch (1,5% Fett) gekocht	8	96	20	10	550	2.310
2. Obst, Müsliriegel, Multivitaminsaft	8	96	-	-	380	1.596
3. Pellkartoffeln, Kräuterquark, Salat, Limonade	10	120	40	10	730	3.066
4. Kakaogetränk	8	96	20	10	550	2.310
5. zwei Roggenbrötchen, Halbfettmargarine, Käse-aufschnitt, Obst	8	96	30	20	680	2.856
6. vor dem Training: Elektrolyt-Mixgetränk	4	48	-	-	190	798
7. nach dem Training: Elextrolyt-Mixgetränk	4	48	-	-	190	798
8. Diätjoghurt, Obst	4	48	10	5	285	1.197
	54	648	120	55	3.555	14.931

2. Gewichtszunahmediät einer Kraftsportlerin in der Trainingsaufbauphase

Annette W., 25 Jahre, seit neun Jahren Typ-I-Diabetikerin, intensivierte Insulintherapie mit durchschnittlich acht Blutzuckertests und Insulininjektionen täglich, Bankangestellte, 62 kg, Bodybuilderin mit wöchentlich vier Trainingseinheiten.

Ihr Eiweißverzehr lag während der Kraftaufbauphase bei 180 g täglich, entsprechend knapp 3 g/kgKG/Tag.

Der Kohlenhydratgehalt der Kost betrug an trainingsfreien Tagen 22 BE = 264 g (etwa 4,3 g/kgKG/Tag) und an Trainingstagen 30 BE = 360 g (knapp 5 g/kgKG/Tag).

Der Fettverbrauch lag bei maximal 50 g täglich.

Frau W. konnte mit diesem Diätplan (in Verbindung mit entsprechendem Training) ihr fettfreies Körpergewicht um drei Kilogramm in drei Monaten erhöhen, d. h. einen Muskelzuwachs von durchschnittlich einem Kilogramm pro Monat verbuchen. Ihre durchschnittliche Insulindosierung erhöhte sie während dieses Zeitraumes um vier Einheiten täglich.

Der Eiweißgehalt ihrer Kost begründet sich aus dem sehr kraftbetonten Training. Der vergleichsweise geringe Kohlenhydratbedarf findet seine Erklärung in der körperlich anspruchslosen Arbeit (sitzende Tätigkeit am Bankschalter) und in der nicht ausdauerintensiven Trainingsbelastung. Vor und nach dem Training nimmt Frau W. jeweils 3 BE zusätzlich und während des Trainings nochmals 2 BE ein.

An trainingsfreien Tagen ergibt sich ein Energiegehalt der Kost von ca. 2.220 kcal oder 9.350 kJ, an Trainingstagen von ca. 2.610 kcal oder 10.962 kJ.

An Trainingstagen sah Annette W.s Diätplan etwa so aus (auch sie mußte die Menge der Nahrungsmittel nach einer Nährwerttabelle festlegen und abwiegen):

	BE	Kohlen-hydrate g	Eiweiß g	Fett g	kcal g	kJ
1. Vollkornbrot mit Halbfettmargarine und Schinken, Obst	4	48	10	10	330	1.386
2. $^{1}/_{2}$ l Buttermilch, Kekse	3	36	20	5	265	1.113
3. Kartoffeln, Fischfilet, Salat, Multivitaminsaft	6	72	40	10	540	2.268
4. Vollkornbrot, Halbfett-margarine, Magerkäse (Harzer), Obst	3	36	30	5	305	1.221
5. Auflauf aus Mager-quark, Obst und Getreideflocken	4	48	40	5	405	1.701
6. vor dem Training: Elektrolyt-Mixgetränk	3	36	-	-	140	588
7. während des Trainings: Saft	2	24	-	-	100	420
8. nach dem Training: Mixgetränk aus fett-armer Milch (1,5%) und Protein-Kohlen-hydrat-Konzentrat	3	36	40	10	450	1.890
9. Kekse	2	24	-	-	100	420
	30	360	180	45	2.635	10.608

3. Gewichterhaltungsdiät eines Schnellkraftsportlers

Dietmar J., 22 Jahre, seit fünf Jahren Typ-I-Diabetiker, intensivierte Insulintherapie mit täglich vier Blutzuckertests und vier Insulininjektionen.

Tischler, 78 kg, Kurzstreckenläufer (100-m-Strecke), wöchentlich drei Trainingseinheiten.

Der Eiweißgehalt lag bei ca. 170 g täglich, also bei gut 2 g/kgKG/Tag.

Der Kohlenhydratgehalt der Kost bei 30 BE = 360 g an trainingsfreien Tagen entspricht etwa 4,5 g/kgKG/Tag und an Trainingstagen mit 38 BE = 456 g = 5,8 g/kgKG/Tag.

Der Fettgehalt wurde begrenzt auf etwa 60 - 70 g täglich.

Der Eiweißgehalt der Kost begründet sich einmal aus der beruflichen Tätigkeit (Handwerker) und andererseits aus den krafttrainingsbetonten Anteilen der sportlichen Belastung. Herr J. nimmt vor jeder Trainingseinheit 4 BE extra, 2 BE unmittelbar nach Trainingsende und stockt seine Spätmahlzeit an diesen Tagen um 2 BE zusätzlich auf. Der Gesamtenergiegehalt beträgt an Trainingstagen durchschnittlich 3.090 kcal oder 12.980 kJ und an trainingsfreien Tagen 2.700 kcal oder 11.340 kJ.

Dies ist Dietmars Ernährungsplan an einem trainingsfreien Tag:

	BE	Kohlen-hydrate g	Eiweiß g	Fett g	kcal g	kJ
1. $\frac{1}{2}$l fettarme Milch, Müsli, Obst	6	72	20	5	415	1.783
2. Elektrolyt-Mixgetränk	4	48	-	-	200	840
3. Kartoffeln, Fischfilet, Salat	6	72	40	10	540	2.268
4. zwei Roggenbrötchen, Tartar	4	48	40	20	540	2.268
5. $\frac{1}{2}$ l fettarme Milch, Vollkornbrot, Halbfett-margarine, Käseauf-schnitt, Obst	6	72	40	20	640	2.688
6. Vollkornbrot, Halbfett-margarine, Roastbeef, Magerjoghurt	4	48	30	15	455	1.911
	30	360	170	70	2.790	11.718

4. Gewichtsabnahmediät eines Kampfsportlers in der Vorwettkampfphase

Klaus T., 29 Jahre, seit 7 Jahren Typ-I-Diabetiker, intensivierte Insulintherapie mit täglich sechs Insulininjektionen an Trainingstagen und acht Insulininjektionen an trainingsfreien Tagen und täglich zehn Blutzuckertests.

Betriebswirt, Judoka, wöchentlich fünf Trainingseinheiten (3x Technik- und Kampftraining, 2x Kraft- und Ausdauertraining), Landesmeister und Deutscher Vizemeister in seiner Gewichtsklasse. Das Körpergewicht soll von 82 kg auf 78 kg gesenkt werden.

Der Eiweißbedarf wurde auf 80 g täglich begrenzt, d. h. auf etwa 1 g/kgKG/Tag.

An Kohlenhydraten gaben wir an Trainingstagen 25 BE = 300 g und an trainingsfreien Tagen 20 BE = 240 g, d. h. 3,8 bzw. 3,0 g/kgKG/Tag.

Bei der Fettaufnahme einigten wir uns auf täglich 30 g, allerdings wurde wöchentlich ein Obst- und Safttag eingelegt, an dem nur Magerquark, Proteinkonzentrat, Obst und Saft verzehrt wurden und die Fettaufnahme somit im Nullbereich lag.

Es ergab sich eine Energieaufnahme von etwa 1.800 kcal oder 7.560 kJ an Trainingstagen und 1.550 kcal oder 6.510 kJ an trainingsfreien Tagen.

Diese Diät ermöglichte es Herrn T., sein Training weiterzuführen und innerhalb von vier Wochen fünf Kilogramm Körpergewicht abzubauen.

An trainingsfreien Tagen sah Klaus T.s Gewichtsabnahmediät dann so aus:

	BE	Kohlen-hydrate g	Eiweiß g	Fett g	kcal g	kJ
1. ein Roggenbrötchen mit Halbfettmargarine und Marmelade, Obst	4	48	-	5	245	1.029
2. $^1/_2$ l Buttermilch	2	24	20	5	225	945
3. Kartoffeln, Brathuhn, Salat, Saft	6	72	30	15	545	2.289
4. Obst	2	24	-	-	100	420
5. Vollkornbrot mit Halbfettmargarine und Harzer Käse, Obst	4	48	30	5	365	1.533
6. Saft	2	24	-	-	100	420
	20	240	80	30	1.580	6.636

5. Das Auffüllen der Glykogenspeicher einer Kraftausdauersportlerin in der unmittelbaren Wettkampfvorbereitung

Marlies B., 33 Jahre, Typ-I-Diabetikerin seit 14 Jahren, intensivierte Insulintherapie mit täglich sechs Blutzuckertests und sechs Insulininjektionen, an Trainingstagen fünf Injektionen.

Verkäuferin, 65 kg, Tennisspielerin mit regelmäßig drei Trainingseinheiten pro Woche (Montag, Mittwoch, Freitag).

Das Spiel sollte sonntags stattfinden. In der Vorwoche wurde montags, dienstags, mittwochs betont intensiv trainiert, danach nicht mehr.

Die übliche Diät bestand aus 22 BE an trainingsfreien und 27 BE an Trainingstagen, täglich etwa 80 g Eiweiß und 50 - 60 g Fett. Dies entspricht ca. 1.870 kcal/7.840 kJ an trainingsfreien und ca. 2.100 kcal/8.850 kJ an Trainingstagen.

Frau B. verzehrte von Donnerstag bis Samstag täglich zwischen 40 und 45 BE, also 480 bis 540 g Kohlenhydrate, begrenzte die Fettzufuhr auf 30 g täglich und die Eiweißzufuhr auf etwa 40 g. Der durchschnittliche Energiegehalt lag somit bei etwa 2.830 kcal oder 11.890 kJ. Das Körpergewicht stieg um zwei Kilogramm. Die Insulinmenge mußte entsprechend der Kohlenhydratmenge erhöht, d. h. annähernd verdoppelt werden.

	BE	Kohlen- hydrate g	Eiweiß g	Fett g	kcal g	kJ
1. Cornflakes mit Mager- milch (0,3%) und Frucht- zucker	8	96	15	5	485	2.037
2. ein Roggenbrötchen mit Halbfettmargarine und Diätmarmelade, Obst	6	72	-	5	335	1.341
3. Spaghetti, Tomaten- soße, Salat	8	96	10	10	510	2.142
4. ein Müsliriegel, Obst, Multivitaminsaft	6	72	-	-	145	609
5. Griesbrei, Obst	8	96	10	10	510	2.142
6. Elektrolyt-Mixgetränk	4	48	-	-	100	420
7. Salzstangen	2	24	-	-	50	210
	42	504	35	30	2.135	8.901

6. Diätführung am Wettkampftag

Sascha R., 23 Jahre, Typ-I-Diabetiker seit sieben Jahren, intensivierte Insulintherapie mit täglich fünf Insulininjektionen, acht Blutzuckertests an Trainingstagen und fünf an trainingsfreien Tagen.

Industriekaufmann, 77 kg, Fußballspieler mit drei Trainingseinheiten pro Woche und einem Spiel alle ein bis zwei Wochen während der Saison.

Die Begegnung sollte am Samstagabend um 18.00 Uhr stattfinden. Letztmals intensiv trainiert wurde am Mittwoch. Sascha ernährte sich danach betont kohlenhydratreich, um seine Glykogendepots aufzufüllen.

Seine übliche Diät bestand aus 25 BE an trainingsfreien und 30 BE an Trainingstagen, entsprechend einem Gesamtenergiegehalt der Nahrung von 2.700 kcal/11.340 kJ bzw. 3.200 kcal/13.440 kJ.

	BE	Kohlen-hydrate g	Eiweiß g	Fett g	kcal	kJ
8.00 Uhr: Vollkornbrot, Schinken, Apfel	4	48	10	10	330	1.386
10.15 Uhr: Banane	2	24	-	-	100	420
12.45 Uhr: Milchreis	5	60	10	5	325	1.344
15.15 Uhr: Vollkornbrötchen, Käse, Apfel	6	72	10	10	420	1.764
16.00 - 17.15 Uhr: Busfahrt zum Austragungs-ort Müsliriegel, Saft	4	48	-	-	200	840
17.30 - 17.45 Uhr: Dextropurwürfel, Saft	4	48	-	-	200	840
In der Halbzeit: Saft, Dextropurwürfel	3	36	-	-	150	630
20.00 Uhr (nach Spiel-ende: Elektrolytdrink)	2	24	-	-	100	420
21.30 - 22.30 Uhr: Siegesfeier eine Pizza und mehrere Gläser Bier	ca. 10	120	30	40	1.500	6.300
24.00 Uhr: belegte Brote mit Geflügel-aufschnitt	4	48	20	30	550	2.310
	44	528	80	95	3.875	16.274

Bis zum Mittagessen behielt Sascha den gewohnten BE-Gehalt seiner Mahlzeiten bei, achtete jedoch auf einen geringen Eiweiß- und Fettgehalt und darauf, keine zu voluminösen Speisen zu verzehren. Den ganzen Nachmittag hindurch bis unmittelbar vor dem Spiel konsumierte er recht erhebliche Kohlenhydratmengen. Der hohe Energiegehalt der feucht-fröhlichen Siegesfeier ergibt sich nicht nur aus der Pizza, sondern vor allem aus dem Alkoholgehalt des Bieres. Die Spätmahlzeit war notwendig, um einer dadurch ausgelösten Unterzuckerung in der Nacht vorzubeugen. Die Insulindosen wurden entsprechend angepaßt.

Anschließend noch einige Nahrungsmitteltabellen. Die Nährstoffangaben beziehen sich auf jeweils 100 g eßbarer Substanz, und sie unterliegen den bei Naturprodukten üblichen Schwankungen. Mögliche Änderungen durch die Art der Zubereitung (z. B. Kochen, Braten) wurden nicht berücksichtigt.

Lebensmittel	Brennwert kJ	kcal	Eiweiß g	Kohlen-hydrate g	Fett g	Cholesterin mg
Fisch, Fischwaren:						
Hering, Brat-hering, Bismarck-hering, Bückling, Lachs, Makrele, Ölsardinen, abgetropft	700 - 1.000	170 - 240	15 - 20		13 - 16	35 - 70 Ölsardinen: 140
Forelle, Heilbutt, Kabeljau, Karpfen, Rotbarsch, Schell-fisch, Scholle, See-lachs	350 - 460	83 - 110	18 - 20		0 - 4	35 - 70
Garnelen, Krabben, Miesmuscheln	400	95	19		1	150
Räucheraal, Matjes-filet, Thunfisch in Öl	1.270 - 1.470	300 - 350	18 - 24		23 - 30	35 - 80
Geflügel:						
Brathuhn, Huhn Brust oder Keule, Truthahn Brust oder Keule	460 - 600	109 - 144	22		1 - 6	80
Ente, Suppenhuhn, Truthahn ausge-wachsenes Tier,	960 - 1.020	230 - 245	15 - 20		15 - 18	75
Gans	1.520	370	16		31	75
Milch, Milchprodukte:						
Vollmilch	280	66	3,5	5	3,5	10
fettarme Milch	200	48	3,5	5	1,5	5
entrahmte Milch, Buttermilch,	150	36	4	5	0,5	3
Speisequark, mager	330	78	14	4	0,3	3
Speisequark, 10% Fett i. Tr.	330	78	12	4	2	7
Speisequark, 20% Fett i. Tr.	490	116	12	4	5	17

Lebensmittel	Brennwert kJ	kcal	Eiweiß g	Kohlen-hydrate g	Fett g	Cholesterin mg
Speisequark, 40% Fett i. Tr.	700	167	11	3	11	37
Joghurt aus Voll- milch	290	70	4	5	4	12
Joghurt aus fett- armer Milch	210	52	4	5	2	5
Joghurt aus ent- rahmter Milch	160	38	4	5	0,1	1
Käse unter 10% Fett i. Tr. (Harzer, Korb- käse)	580	138	30		1	3
Käse, 20% Fett i. Tr.	820	195	26		9	26
Käse, 30% Fett i. Tr.	960	228	24		14	40 - 46
Käse, 40% Fett i. Tr.	1.210	290	24		22	60 - 90
Käse, 50% Fett i. Tr.	1.500	360	21		28	75 - 100
Käse, 60% Fett i. Tr.	1.430	3430	11		32	90 - 105

Anmerkung: Die meisten Käsesorten werden in verschiedenen Fettgehaltsstufen angeboten.

Obst:

Lebensmittel	Brennwert kJ	kcal	Eiweiß g	Kohlen-hydrate g	Fett g	Cholesterin mg
Äpfel, Ananas, Apfelsinen, Aprikosen, Birnen, Grapefruits, Johannisbeeren, Kiwi, Kirschen, Mandarinen, Honigmelonen, Pfirsich, Pflaumen, Stachel- beeren	170 - 220	45 - 55		10 - 12		
Trockenobst, Rosinen, Feigen	980 - 1. 170	235 - 280	2	60 - 65	1	
Bananen, Heidel- beeren, Kakifrüchte, Weintrauben, Obst in Dosen	280 - 360	65 - 85	0 - 1	16 - 20	0 - 1	

Gemüse:

Lebensmittel	Brennwert kJ	kcal	Eiweiß g	Kohlen-hydrate g	Fett g	Cholesterin mg
weiße Bohnen, Erbsen, Linsen; trocken	1.260 - 1.430	300 - 345	21 - 24	48 - 55	1	
Auberginen, grüne Bohnen, Bohnenkeimlinge, Brokkoli,						

Lebensmittel	Brennwert kJ	kcal	Eiweiß g	Kohlen-hydrate g	Fett g	Cholesterin mg
Fenchel, Kohlrabi, Möhren, Paprika, Rosenkohl	80 - 160	20 - 37	1 - 3	4 - 7		
Artischocken, Erbsen, frisch oder Dose, Erbsen u. Möhren, Dose	240 - 330	55 - 80	3 - 6	10 - 12		

sonstige Gemüsesorten und Salate ohne anzurechnenden Nährwertgehalt (außer Kartoffeln)

Lebensmittel	Brennwert kJ	kcal	Eiweiß g	Kohlen-hydrate g	Fett g	Cholesterin mg
Kartoffeln, Kartoffelprodukte:						
Kartoffeln mit Schale	290	70	2	15		
Kartoffeln ohne Schale	355	85	2	19		
Kartoffelknödel-, Kartoffelpuffer-, Kroketten- und Püreepulver	1.450 - 1.540	346 - 370	6 - 9	75 - 79	1 - 2	
Pommes frites	1. 120	270	4	30	15	

Nährmittel:

Lebensmittel	Brennwert kJ	kcal	Eiweiß g	Kohlen-hydrate g	Fett g	Cholesterin mg
Haferflocken	1. 550	370	12	60	8	
Eierteigwaren (Nudeln)	1.470	350	13	67	3	95
Hafergrütze, Gerstengrütze	1.670	400	14	67	6	
Reis, poliert und unpoliert	1.500	350	7	75 - 80	1 - 2	
Weizenmehl, versch. Typen, Weizenschrot	1.400 - 1.550	340 - 370	11 - 12	62 - 72	1 - 2	
Roggenmehl, versch. Typen, Roggenschrot	1.350 - 1.460	320 - 350	10	60 - 62	1 - 2	
Weizengrieß	1.350	320	10	65	1	
Cornflakes	1. 500	355	8	80	1	

Brot, Backwaren

Lebensmittel	Brennwert kJ	kcal	Eiweiß g	Kohlen-hydrate g	Fett g	Cholesterin mg
alle Semmel- und Brotsorten (außer Knäckebrot)	860 - 1.100	210 - 260	7 - 9	42 - 50	1 - 2	

Lebensmittel	Brennwert kJ	kcal	Eiweiß g	Kohlen- hydrate g	Fett g	Cholesterin mg
Knäckebrot	1.300	310	10	63	1	
Butterkeks, Salz- stangen, Zwieback, Biskuit gebacken, Honigkuchen, Spekulatius	1.520 - 2.070	370 - 490	10	75 - 80	1 - 10	40 - 200
Baisers, gebacken, Nürnberger Leb- kuchen, Pfeffernüsse	1.600 - 1.740	380 - 420	7 - 9	85 - 92	1 - 5	0 - 85

Anmerkung: Die z. T. großen Schwankungsbreiten des Cholesteringehaltes bei Backwaren begründen sich aus den verwendeten Fetten bei der Herstellung.

Rindfleisch:

Lebensmittel	Brennwert kJ	kcal	Eiweiß g	Kohlen- hydrate g	Fett g	Cholesterin mg
Tatar, Filet, Keule	510 - 670	120 - 160	20		3 - 7	70
Blume/Rose, Hochrippe, Rind- fleisch in Dosen, Zunge	930 - 1.060	220 - 252	16 - 19		16 - 19	70

Schweinefleisch:

Lebensmittel	Brennwert kJ	kcal	Eiweiß g	Kohlen- hydrate g	Fett g	Cholesterin mg
Filet/Schnitzel, Kotelett, Kamm; mager	830 - 970	200 - 230	16 - 19		12 - 16	70
Blatt/Schulter/Bug, Keule (Schinken), Eisbein (Vorder- haxe), Schweine- mett	1.200 - 1.410	285 - 340	17 - 22		22 - 26	70
Schweinefleisch in Dosen	1.560	380	16		32	70

Kalbfleisch:

Lebensmittel	Brennwert kJ	kcal	Eiweiß g	Kohlen- hydrate g	Fett g	Cholesterin mg
alle Stücke	450 - 560	110 - 135	19 - 21		1 - 6	70

Hammel/Schaf:

Lebensmittel	Brennwert kJ	kcal	Eiweiß g	Kohlen- hydrate g	Fett g	Cholesterin mg
Filet	510	122	19		13	70
Keule, Kotelett, Schulter/Bug	1.280 - 1.550	310 - 380	15 - 18		20 - 30	70

Lebensmittel	Brennwert kJ	kcal	Eiweiß g	Kohlen- hydrate g	Fett g	Cholesterin mg
Wild:						
Rehkeule, Rehrücken, Hirsch/Bug	440 - 550	106 - 132	22		1 - 3	110 (Hase: 65)
Kaninchen	700	166	21	1	8	110
Innereien:						
Kalbshirn	500	120	10	1	8	2.000
Herz, Leber, Niere von Schwein, Rind, Geflügel	460 - 600	110 - 140	17 - 20	0 - 2	2 - 10	170 - 380
Speck, Schinken, Wurstwaren:						
Speck, fett	3.590	860	3		90	62
Speck, durchwachsen	2.750	660	9		65	62
Lachsschinken	600	144	18		7	85
Schinken, roh oder gekocht	900 - 1.200	220 - 290	18		15 - 25	85
Deutsches Corned Beef	640	152	22		6	70
Bockwurst, Bratwurst, Fleischwurst, Leberkäse, Wiener Würstchen, Jagdwurst, Frühstücksfleisch	1.280 - 1.530	310 - 370	12 - 15		25 - 35	85
Blutwurst,Cervelatwurst, Leberwurst, Mortadella, Sülze, Gelbwurst	1.520 - 1.780	365 - 425	12 - 17		35 - 45	85
Salami, Mettwurst	2.020 - 2.300	485 - 550	13 - 18		45 - 50	85
Süßwaren:						
Honig	1.260	302		75		
Konfitüre, Gelee	1.100	262		66		
Konfitüre, Gelee brennwert- reduziert	630	150		35		

Lebensmittel	Brennwert kJ	kcal	Eiweiß g	Kohlen-hydrate g	Fett g	Cholesterin mg
Bonbons	1.670	400		100		
Schokoloade (Milch-)	2.300	550	9	55	31	
Milchspeiseeis	540	128	5	21	3	9
Nüsse:						
Erdnüsse	2.500	600	26	9	48	
Haselnüsse, Walnüsse	2.910	695	14	12	63	
Mandeln, süß	2.600	622	18	9	54	
Fette, Eier:						
Vollei	700	167	13	1	11	582
Butter	3.190	755	1	1	83	240
Butterschmalz, Gänsefett, Schweine-schmalz	3.800	900			100	340/75/86
Pflanzenmargarine	3.040	720				80

11. Die psychologische Betreuung des Sportlers

Schon seit Wochen ließ Astrid ihr Bodybuildingtraining ziemlich schleifen. Meist saß sie nur trübe auf den Hantelbänken herum, absolvierte bestenfalls zwei Sätze Bankdrücken und verbrachte den Rest der Zeit damit, ein langes Gesicht zu schneiden. Ihr Trainer Harry wußte nur zu gut, weshalb Astrid in solch einem Tief steckte: Sie hatte gekündigt bekommen, war durch die Führerscheinprüfung gerasselt, und um das Maß voll zu machen, hatte ihr der Freund auch noch den Laufpaß gegeben. Kein Wunder eigentlich, daß sie die Flügel hängenließ - doch Harry wäre ein schlechter Trainer gewesen, wenn er tatenlos mit angesehen hätte, daß darüber ihre Trainingsleistungen den Bach runtergingen. Astrid drückte eben die Hantel ein letztes Mal in die Höhe, als Harry wie zufällig neben ihrer Bank stehenblieb.

„Schön!" lobte er. „Man sieht, du kannst es noch!"

Astrid zuckte müde mit den Schultern. „Na ja", brachte sie nach einer kleinen Weile heraus, und es klang ziemlich deprimiert. Aber ihr Trainer ließ ihr keine Zeit zum Trübsalblasen.

„Du solltest nicht so lange pausieren! Auf, den nächsten Satz!"

Astrid brummelte irgendwas vor sich hin, seufzte, legte sich dann aber doch wieder unter die Hantel und absolvierte die nächsten zehn Wiederholungen.

„Prima!" zollte Harry Respekt.

Astrid atmete schwer. Es war ihr anzusehen, daß sie liebend gern ihre Ruhe gehabt hätte. Aber Harry dachte überhaupt nicht daran, das Feld zu räumen.

„Komm, noch einen Durchgang! Den schaffst du mit links!"

Astrid rollte mit den Augen, schnaufte, griff dann aber doch wieder nach der Hantel und begann zu pumpen. Harry kommentierte jede einzelne Wiederholung mit einem „Schön!", „Jawoll!", „Gut so!" und die letzte mit einem anspornenden „Den schaffst du!" Dann schepperte die Hantel in die Ablage zurück.

„Sauber, sauber!" gab sich Harry beeindruckt. „Drei Zehnersätze mit vierzig Kilo, das kann sich sehen lassen! Weißt du noch, wie du dich beim ersten Training mit zwanzig Kilo rumgequält hast? -

Auf, komm rüber zur Butterflymaschine und mach weiter!"
Gehorsam wechselte Astrid zur nächsten Station. Harry steckte ihr
eine gar nicht so hohe Gewichtsbelastung an und belohnte den mü-
helos absolvierten Durchgang mit einem respektvollen Nicken.
„Klappt ja wie geschmiert! Und das mit fünfundzwanzig Kilo! Ver-
schnauf einen Moment, und dann den nächsten Satz!"
Astrid nickte matt. Noch immer hätte sie gern ihre Ruhe gehabt,
konnte sich aber zu keinem noch so halbherzigen Widerspruch auf-
raffen. Ein freundlicher Klaps auf die Schulter, und sie vollführte die
nächsten zehn Wiederholungen. Erneut begleitete Harry jede einzelne
mit einem aufmunternden „Ja!", „Feste!", „Prima!" und die letzte
mit einem überzeugten „Na also, wer sagt's denn!"
Astrid japste, aber über ihr Gesicht huschte schon wieder so etwas wie
ein Lächeln. Zum dritten Durchgang brauchte Harry sie längst nicht
mehr so zu drängen und zu den folgenden Übungen auch nicht. Ein
gelegentliches „Auf!", ein anfeuerndes „Das schaffst du!", und innerhalb von einer Stunde hatte Astrid das komplette Trainingspensum
durchgezogen.
„Uff!" ächzte sie, als sie an die Erfrischungsbar kam. Es hörte sich
nicht nur erleichtert an, sondern beinahe sogar ein wenig stolz.
„Hat ja wunderbar hingehauen!", schmierte Harry ihr etwas Honig
um den Mund. „Besser sogar, als ich erst dachte! Du, was ich mit dir
besprechen wollte: Es ist wohl an der Zeit, daß wir dein Trainingsprogramm ein klein wenig umstellen. Ich hab' mir das so gedacht..."
Und dann erklärte er Astrid genau, welche Änderungen im Übungs-
ablauf er für angeraten hielt. Immer wieder fragte er nach, ob sie das
auch so sehe, welche Übungen sie selbst durch andere ersetzen und
welche sie neu hinzugenommen haben wollte, und ließ so ganz neben-
bei einfließen, daß man langsam auf ein Wettkampfdebüt hinarbeiten
könne. Astrids Herz schlug höher. Harry bestellte sie für den über-
nächsten Abend um sechs, um das neue Programm auszuprobieren.
Astrid war pünktlich; Harry führte sie sicher durchs Training, geizte
nicht mit Lobesworten und achtete immerzu darauf, daß keine zu
hohen Gewichtsbelastungen aufgelegt wurden. Das nächste Training
wurde verabredet und danach das übernächste; Astrid war bald wieder mit Eifer bei der Sache, konnte ihre Trainingsbelastungen Woche
für Woche um ein, zwei Kilo steigern und brannte darauf, in drei

Monaten bei der Newcomermeisterschaft teilzunehmen. Der fünfte Platz, den sie denn auch erzielte, entsprach voll und ganz den Erwartungen, mit denen Harry sie in dieses erste Turnier geschickt hatte.

„Eigentlich nichts Besonderes", werden Sie nun vielleicht sagen. Ein Trainier ist schließlich dafür da, seine Schützlinge zum Erfolg zu führen, ihnen über einen toten Punkt in ihrer Leistungsentwicklung oder auch über den berühmten inneren Schweinehund hinwegzuhelfen. Das stimmt - doch beispielsweise einen völlig demoralisierten Athleten doch noch zum Weitermachen zu bewegen, einen Wettkämpfer dazu zu bringen, die Grenzen seiner Leistungsfähigkeit zu überschreiten oder einen angeschlagenen Sportler seine Schmerzen, seine Angst und seine Erschöpfung vergessen und in einem schon verloren geglaubten Fight noch einmal das Ruder herumreißen zu lassen, kann längst nicht jeder Coach. Dazu bedarf es eines mitunter erheblichen psychologischen Know-hows, und wie das auszuschauen hat, hat uns Harry geradezu mustergültig vorgemacht. Achten Sie doch einmal auf die Einzelheiten in unserer scheinbar so alltäglichen Geschichte: Der Trainer wußte um die Ursache des schon lange anhaltenden Leistungseinbruchs, nämlich um Astrids persönliche Probleme, und zog daraus die genau richtigen Schlüsse: Seine Sportlerin brauchte endlich wieder ein Erfolgserlebnis, mußte nach ihren vielen außersportlichen Rückschlägen wieder an ihren eigenen Wert glauben. Mit seinem beständigen Lob, mit dem Ansprechen selbst der kleinsten Erfolge („Schön!", „Gut so!", „Klappt ja wie geschmiert!") baute Harry seine Athletin denn auch wieder behutsam auf und ließ sie ihre Pechsträhne vergessen. Hätte er Astrid hingegen angepflaumt, sie solle sich nicht so hängen lassen und endlich einmal die Trainingsgewichte erhöhen, wäre das Desaster nur noch vergrößert worden. Ihnen ist sicherlich aufgefallen, daß sich der Trainer stets zuversichtlich zeigte („Das schaffst du!"), nur gute Laune ausstrahlte, sich jeden Vorwurf und jede Schelte verkniff und keine Situation zuließ, die Astrid ein Gefühl des Scheiterns hätte bescheren können (indem er nur mäßige Gewichtsbelastungen auswählte) - was recht schnell Wirkung zeigte: Astrid lächelte wieder. Harry spornte sie zwar an, überforderte sie jedoch nicht und ließ durch sein forsches Auftreten und die klar formulierten Aufgaben („Auf, den nächsten Satz!") auch keinen Platz für Widerspruch, Zweifel oder Gefühle der Unsicherheit. Daß er Astrid dazu brachte, an der überfälligen Umgestaltung des Trainingsprogramms selbst mitzuwirken und möglichst viele eigene Vorstellungen umzusetzen, hatte nicht nur die Folge, daß frischer Wind und neuer Schwung ins Training kam, sondern vor allem, daß Astrid das neue Programm als etwas von ihr selbst Geschaffenes bejahte. Sie zu einem festen Termin fürs nächste Training zu bestellen (damit sie sich zum Kommen verpflichtet fühlte und auch wirklich erschien), gehörte ebenso zu einer guten Betreuung wie das Locken mit der Teilnahme an einem Wettbewerb für Nachwuchsleute (und damit das Wachhalten der Hoffnung auf größere Erfolge). Vernünftigerweise wurden an diese Wettkampfteilnahme realistische und keine überzogenen Erwartungen geknüpft. Alles in allem zwar einfache, aber überaus wirksame Mittel der Beeinflussung, mit denen der Trainer seine Sportlerin aus ihrer Lethargie herauslöste und eine hinreichende Motivation weckte.

Auch Sie werden in Ihrer Trainingspraxis längst die Erfahrung gewonnen haben, daß sportliche Leistung nicht nur die entsprechende konditionelle und technisch-taktische Ausbildung erfordert, sondern auch das Einbeziehen psychologischer Erkenntnisse.

Sport, insbesondere Leistungssport, steht ohne Frage in engem Zusammenhang mit psychischen Erlebnissen, und um eigenes und fremdes Verhalten zielgerichtet zu beeinflussen und eine optimale (maximale) Leistungssteigerung zu ermöglichen, ist psychologisches Grundwissen unverzichtbar. Wenn man bedenkt, daß die gesteigerten Willenskräfte die wesentlichste Seite der sportlichen Form ausmachen, wird verständlich, welche Bedeutung gerade der Sportpsychologie zukommt: Sie soll nicht nur die Gesetzmäßigkeiten erforschen, sondern auch die psychologischen Voraussetzungen zur Leistungssteigerung schaffen.

Um mit diesem Wissensgebiet vertraut zu werden, sollten Sie sich zunächst über einige Grundbegriffe klar werden:

Als Emotionen bezeichnen wir den Gesamtbereich unserer Empfindungen, die als „Gefühl", „Stimmung" oder „Affekt" auftreten.

Unter Gefühlen verstehen wir solche Emotionen, für die wir einen Namen besitzen, z. B. Ärger, Freude, Zorn, Selbstvertrauen. Dadurch werden Gefühle inhaltlich umrissen und klar unterscheidbar.

Emotionalisierung bezeichnet die gefühlsmäßige Begleitung oder Aufladung einer Tätigkeit oder Handlung.

Einstellungen werden definiert als die allgemeine Bereitschaft, in einer bestimmten Weise wahrzunehmen, zu denken, zu fühlen und zu handeln. Sie lenken die geistige Haltung des Menschen in eine bestimmte Richtung. Einstellungen verfestigen sich um so mehr, je zentraler ihr Wert in der Persönlichkeit verankert ist und je mehr sie dazu beitragen, eine Position in einer sozialen Gemeinschaft zu sichern. Je früher eine Einstellung erworben wird, desto „prägender" und beharrlicher ist sie. Besonders die Einstellung gegenüber dem Sport oder gewissen Sportarten und auch die Einstellung dem Diabetes gegenüber beinhaltet immer eine gewisse Wertschätzung, die langfristig das gesamte Verhalten beeinflußt.

Das Selbstkonzept kann als das Ergebnis eines Lern- oder Erfahrungsprozesses gesehen werden. Es bezieht sich auf Aussagen des „Ich bin...", „Ich kann..." oder „Ich werde...". Einstellungen, die auf der Entwicklung von Selbstkonzepten beruhen, können zu selbständigen Antriebsfaktoren werden.

Ein Bedürfnis wird subjektiv als Antrieb oder Zwang zum Handeln erlebt. Manche Bedürfnisse oder Motive (= Beweggründe für das Handeln) sind für den Menschen besonders wichtig, andere weniger. Dies führt zum Ausbilden einer Motiv-Hierarchie, die die Bedürfnisse des einzelnen in eine Rangfolge bringt. Im Verlauf von Tätigkeiten und Entwicklungen (Alterungsprozeß!) können Motivverschiebungen und neue Zielsetzungen erfolgen.

Motive und Bedürfnisse sind die auslösenden Antriebe von vollzogenen Handlungen. Das Motiv (z. B. gute Figur, Gesundheit) führt zur Motivation, dem Zustand des Angetriebenseins. Unter Motivierung verstehen wir Maßnahmen, die zum Entstehen oder zur Erhöhung dieses Zustandes führen.

Mit Frustration bezeichnen wir das Gefühl der Zurücksetzung als Folge von Mißerfolgserlebnissen, Enttäuschungen, Verzichten und dem Versagen von Wunschvorstellungen. Da es sich bei der Frustration um einen unangenehmen Zustand handelt, entstehen daraus vielerlei Folgereaktionen, die alle das Ziel haben, eine emotional befriedigende Lage zu schaffen.

Resignation ist eine dieser Folgereaktionen. Sie bezeichnet eine subjektive Aussichts- und Erfolglosigkeit und kann zum Einstellen jeglicher Aktivität führen, so daß kaum noch Antriebe vorhanden sind („Jetzt gebe ich auf!").

Eine weitere mögliche Folge von Frustrationserfahrungen ist die Regression. Sie äußert sich im Zurückfallen auf eine frühere Lernstufe („Ich mache es wieder wie früher!") oder Entwicklungsstufe (der daumenlutschende Spieler einer Jugendmannschaft). Regressive Verhaltensweisen deuten stets darauf hin, daß sich der Athlet überfordert fühlt.

Minderwertigkeitsgefühle begünstigen das Entstehen von Frustrationen und Regressionen. Sie entstehen durch tatsächliche oder auch nur angenommene Unzulänglichkeiten oder Gefühle der Unterlegenheit. Sie können auf verschiedene Art und Weise kompensiert werden:

- Eine Schwäche wird durch verstärkte Anstrengung ausgeglichen.
- Es wird eine Ersatzbefriedigung gesucht, indem die Schwäche durch besondere Hochleistungen auf einem anderen Gebiet kompensiert oder überkompensiert wird.
- Es kommt zu Scheinkompensationen, mit denen die eigene Schwäche verdeckt werden soll. Großsprecherei, Übernahme von Rollen, die soziales Ansehen versprechen (z. B. als Funktionär oder Schiedsrichter), Kontaktsuche zu angesehenen Persönlichkeiten und die Verwendung von Identifikationsobjekten (teurer Sportwagen, exklusive Kleidung) sind typische Erscheinungsformen.

Konflikte entstehen immer dann, wenn verschiedene Bedürfnisse oder Motive einander gegenüberstehen.

Aggressionen sind Verhaltensweisen, die in der mehr oder weniger bewußten Absicht geschehen, ein Objekt (z. B. den Gegenspieler) in regelwidriger und unangemessener Weise zu schädigen. Die Aggression kann sowohl nach außen als auch gegen sich selbst gerichtet sein. Ob Handlungen als Aggressionen aufgefaßt werden, hängt demnach sowohl von der gegebenen Situation als auch von der Sportart ab: Im Kickboxen ist ein Fußtritt erlaubt und somit keine aggressive Handlung; im Tanzsport hingegen würde er sofort als Aggression bestraft. Bitte beachten Sie, daß Aggression nicht mit Aktivität und erst recht nicht mit körperlicher Auseinandersetzung gleichgesetzt werden darf! Aggressivität ist als ein Persönlichkeitsmerkmal aufzufassen, das die Bereitschaft zu aggressivem Handeln darstellt. Erhöhte Aggressivität macht das Auftreten von Aggressionen zwar wahrscheinlicher, dazu führen muß sie allerdings nicht. Hierzu bedarf es immer eines besonderen, eventuell nur geringfügigen Auslösers.

Unter Monotonie verstehen wir den Zustand herabgesetzter psychischer Aktivität. Die Folgen sind verminderte Reaktionsbereitschaft, Leistungsschwankungen und Störungen der Konzentration. Monotonie kann unter vielfältigen Bedingungen auftreten, z. B. bei einförmiger Tätigkeitsausübung (vor allem beim Ausdauertraining), Wiederholungscharakter (etwa ein stets gleiches Aufwärmprogramm), ein zu geringer Schwierigkeitsgrad, der dem Sportler keinen Leistungsanreiz mehr bietet, Kontaktarmut (meist durch die Absenz anderer Personen) und durch das Fehlen von Orientierungshilfen.

Psychische Sättigung tritt bei länger ausgeführten sportlichen Tätigkeiten auf, die keine Lern- und Leistungsfortschritte und keine Erfolgserlebnisse mehr zur Folge haben. Der Athlet hat das Gefühl, „nicht mehr weiterzukommen"; dieser Zustand ist vor allem durch Widerwillen, Abneigung und affektive Ausbrüche gekennzeichnet.

Zu einer psychischen Überforderung kommt es, wenn die Wirkung äußerer Reizeinflüsse die psychische Belastbarkeit des einzelnen übersteigt. Psychische Überforderung geht immer mit einer körperlichen Überforderung einher; die Folgen sind Reizbarkeit, Aggressionen, Resignation oder Verwirrung. Hierzu können auch Faktoren außerhalb des sportlichen Handlungsfeldes beitragen.

Jede Sportart verlangt nicht nur einen ganz bestimmten Persönlichkeitstyp, sondern trägt auch wesentlich zu seiner Entwicklung bei. Ohne auf das Vokabular der Boulevardpresse („Mutschule", „Fightertyp", „Killerinstinkt") zurückgreifen zu wollen, muß man dem Sport doch zubilligen, in erheblichem Maße persönlichkeitsbildend zu wirken und letztendlich den ganzen Menschen zu prägen.

Deshalb gibt es auch trotz aller Individualität bestimmte Wesens- und Persönlichkeitsmerkmale, die wir bei allen Sportlern in mehr oder weniger starker Ausprägung finden:

Der Athlet ist zielstrebig, beharrlich und diszipliniert - Eigenschaften, ohne die ein sinnvolles Training nicht möglich ist und die gleichermaßen über den Sport ausgebildet und gefördert werden. Der Sportler hat ein hohes Selbstbewußtsein, und seine geistige Leistungsfähigkeit ist der körperlichen zumindest ebenbürtig. (Körperliche oder besser: sportliche Leistung ist ohne intellektuelle Steuerung nicht möglich!) Der Athlet zeigt sich psychisch ausgeglichen und auch im außersportlichen Bereich durch Fairneß, Willensstärke, Entschlußkraft und Mut gekennzeichnet.

Alle diese Wesenszüge sind bei jedem Sportler vorhanden, allerdings bei jedem in einer anderen Stärke und Ausprägung, und auch ihr Zusammenspiel ist bei allen Menschen verschieden. Genau daraus ergibt sich die Ungleichheit menschlichen Handelns und Erlebens im Sport.

All diese psychischen Hintergründe sind vor allem dann von Bedeutung, wenn wir uns die Frage stellen, warum überhaupt jemand Sport treibt. Welche Erwartungen verknüpfen sich damit, welche Gefühle treiben ihn an? Warum wählt er ausgerechnet diese oder jene Disziplin? Warum wird jemand Boxer und nicht Fußballspieler, warum Langstreckenläufer und nicht Eiskunstläufer? Woran liegt es, daß er sich zum Breitensportler oder aber zum Leistungs- und Wettkampfsportler entwickelt?

Gerade zu dieser Fragestellung müssen Sie zwei grundverschiedene Begriffe streng voneinander trennen:

Im nicht leistungsbezogenen Freizeit- und Breitensport findet das Bewegungsbedürfnis des Menschen ein ideales Betätigungsfeld; sein Wunsch nach Anschluß, Kontakt und Geselligkeit wird vollauf erfüllt. Sich mitfreuen können und gemeinsam erfolgreich sein („dazugehören"), gegenseitiges Helfen und Unterstützen, Gemeinsamkeit und Geborgenheit in der Gruppe finden sind nur einige derjenigen Bedürfnisse und Motive, die der Mensch in einer entsprechenden Gemeinschaft (etwa dem Sportverein) befriedigen will. Hinzu kommt natürlich das Verlangen nach sozialer Anerkennung und nach Bestätigung.

Der gesundheitliche Nutzen des Sports dürfte vor allem bei Diabetikern etwa ab dem 30. Lebensjahr einen der vorderen Plätze in der Motivhierarchie einnehmen.

Der Freizeit- und Breitensportler will zwar eine Leistung erzielen, übt seine Sportart aber gleichwohl nur mit einem geringen Leistungsdruck aus. Sport ist für ihn „die schönste Nebensache der Welt", aber eben nur eine Nebensache. Er ordnet ihm nicht alles unter, und deshalb ist seine Trainingsbelastung nur gering. Die Mühen, die er durch den Sport auf sich nimmt, belasten ihn nicht sonderlich.

Anders hingegen der Leistungssportler. Er scheut keine Mühen, um eine sportliche Höchstleistung zu erbringen, und ordnet diesem Ziel alles unter. Wie ist nun seine Persönlichkeit strukturiert, welche Interessen, Bedürfnisse und Motive stehen hinter seiner Einstellung zum Sport? Ich habe Sportler in Hülle und Fülle erlebt, die sich monatelang abquälten, nur um einige Zentimeter weiter springen, die Kugel einen halben Meter weiter stoßen oder beim Fußballspiel noch einen Ball mehr ins gegnerische Tor bolzen zu können. Wie ist nun ihre Persönlichkeit strukturiert? Welche Interessen, Bedürfnisse und Motive kommen zum Tragen, wenn ein junger Mann keine Zeit für ein Rendezvous mit seiner Angebeteten hat, weil er sonst das Training ausfallen lassen müßte? Wie kann es ein Familienvater nur fertigbringen, am Sonntagnachmittag an einem Sportfest teilzunehmen, anstatt mit der Frau und den Kindern spazieren zu gehen?

Leistungssport wirkt kompensatorisch

Wenn wir diese Fragen beantworten wollen, müssen wir unser Augenmerk auf eine besonders wichtige Funktion des Sports richten: auf seine kompensatorische Wirkungsweise. Er dient auch zum Überwinden und Akzeptieren vorübergehender oder dauernder Behinderungen. Wir erinnern uns: Können ursprüngliche Bedürfnisse und Motive nicht ausgelebt werden, so sollen im Rahmen einer Ersatzhandlung stellvertretende Ziele zu einer Befriedigung führen.

Mißerfolgs- und Frustrationserlebnisse schreien geradezu nach Folgereaktionen, die eine emotional befriedigende Lage schaffen. Hier liegen im Leistungssport ganz vielfältige Kompensationsmöglichkeiten; das

Streben des Frustrierten oder zu kurz Gekommenen nach Anerkennung läßt sich ideal verwirklichen.

Im Stadion kann der Jüngling, den am Arbeitsplatz ein despotischer Chef tagtäglich zur Minna macht und der für die Mädchen Luft ist, das erhabene Gefühl spüren, ein bewunderter Star zu sein und den Jubel der Massen zu hören. Der Familienvater, der bei der letzten Beförderung übergangen wurde und dem die Frau schon lange Hörner aufsetzt, kann in der Sporthalle einem großen Publikum beweisen, was wirklich in ihm steckt. Gerade die Kompensation von Minderwertigkeits- und Frustrationserlebnissen stellt einen herausragenden Antrieb des Leistungssportlers dar. Diese Minderwertigkeits- und Frustrationserlebnisse müssen nun keinesfalls besonders auffallen; der Außenstehende nimmt sie vielleicht gar nicht als solche wahr. An dieser Stelle ist nochmals darauf hinzuweisen, daß nicht nur tatsächliche, sondern auch subjektiv angenommene Unterlegenheitsgefühle eine Ursache sein können. Welche Größenordnung solche Empfindungen für einen Betroffenen haben, ist für einen Zweiten überhaupt nicht abschätzbar. Auf jeden Fall müssen sie (subjektiv) als extrem empfunden werden oder zumindest so empfunden worden sein, sonst hätte der Athlet kaum einen Antrieb zu einer so extremen kompensatorischen Fähigkeit finden können. Eine gewichtige Frustrationskomponente ist beim Diabetiker immer in seiner gesundheitlichen Beeinträchtigung zu sehen: Sie führt bei vielen Betroffenen zu einer kompensatorischen Aktivität im Sinne eines „Jetzt erst recht!" oder „Ich werd's euch zeigen!". Die so gesuchte Ersatzbefriedigung stellt eine wesentliche Ursache dafür dar, warum sich Diabetiker auf irgendwelchen - nicht nur sportlichen - Gebieten hervortun.

Starke Minderwertigkeitsempfindungen sind oft, aber nicht immer der Grund dafür, warum jemand sportliche Extrembelastungen auf sich nimmt. Es gibt auch noch einen zweiten Grund dafür, warum jemand zum Leistungssportler wird: der Gewohnheitseffekt. Viele Spitzenathleten begannen als Freizeit- und Hobbysportler und wuchsen erst allmählich, manchmal über Jahre hinweg, in den Leistungs- und Wettkampfsport hinein. Durch das regelmäßige, beharrliche Training konnte sich ein Selbstkonzept („Ich bin ein...") herausbilden, das schließlich als eigener Handlungsantrieb wirksam wurde. Gewohnheitseffekt und Selbstkonzept sind ebenfalls dafür verantwortlich, eine (extreme) Einstellung zum Sport auch dann beizubehalten, wenn die ursprünglichen Antriebe längst weggefallen und neue oder andere Zielsetzungen an die Spitze der Motivhierarchie getreten sind. Sollten z. B. anfangs Minderwertigkeitsgefühle und Frustrationen kompensiert werden, so steht später, wenn dieser Handlungsantrieb längst weggefallen ist, etwa das Bedürfnis des Gelderwerbes als Antrieb hinter einer exzessiven sportlichen Betätigung. Gerade Gewohnheitseffekte und Selbstkonzepte können aus sich heraus zu einer überdauernden oder gar lebenslangen Motivation des Sportlers führen.

Wenn ich Ihnen eingangs gesagt habe, daß wir bei allen Sportlern einige gemeinsame Wesens- und Persönlichkeitsmerkmale finden, so gilt dies ganz besonders für Leistungssportler: Sie haben eine herausragende Willensstärke und sind durchaus in der Lage, Niederlagen zu verkraften und Enttäuschungen zu verarbeiten. Der Leistungssportler zeichnet sich durch eine außergewöhnliche Beharrlichkeit aus, d. h. durch die Fähigkeit, ein einmal gestecktes Ziel auch beim Auftreten von Mißerfolgen oder Verzögerungen konsequent anzustreben.

Das A und O: die Leistung

Besonders bei den diabetischen Leistungssportlern, die ich bislang kennengelernt habe - und das sind schon einige! -, sind mir einige erwähnenswerte Gemeinsamkeiten aufgefallen:

- Mehr oder weniger starke Hinweise auf Minderwertigkeits- und Frustrationserlebnisse waren bei allen auszumachen. Ich habe viele junge und erfolgreiche Turniersportler kennengelernt, die so schüchtern waren, daß sie keinem Mädchen in die Augen zu sehen wagten. Durch die Bank berichteten sie von Ärger in der Schule oder Unstimmigkeiten am Arbeitsplatz. Gewiß gibt es auch zu denken, daß sich recht viele Spitzensportler aus gesellschaftlichen Randgruppen rekrutieren. Mit der Dauer der leistungssportlichen Betätigung flauten ihre Unterlegenheits- und Frustrationsgefühle erheblich ab; die Leute hatten ein gesundes Eigenwertgefühl entwickelt.
- Erfolgsorientierung und Durchhaltevermögen (Beharrlichkeit) hatten sich mit der Dauer leistungssportlicher Aktivität immer mehr

gestärkt; pessimistische Grundeinstellungen oder eine ausgesprochene Mißerfolgsorientierung konnte ich nicht feststellen.

- Soziales Ansehen stand in der Motivhierarchie ganz oben und war das herausragende Bedürfnis.
- Ihren Diabetes schienen die Sportler/innen nicht überzubewerten. Allerdings berichteten sie übereinstimmend, daß auch bei längerer Diabetesdauer und guter Einstellung immer wieder mal Frustrationserlebnisse aufkamen.

Das A und O des Wettkampf- wie des Hobby- und Freizeitsportlers ist die Leistung. Für beider Motivation ist wichtig, daß sie ihre Leistung als einen Erfolg und nicht als einen Mißerfolg werten. Ausschlaggebend ist hierfür der subjektiv erachtete Wert, d. h. eine erbrachte Leistung muß dem (höchst individuellen!) Anspruchsniveau des Athleten genügen: Für einen Spitzensportler mag der zweite Platz auf der Europameisterschaft eine schmerzliche Niederlage darstellen, und für einen Nachwuchsmann mit niedrigerem Anspruchsniveau ist bereits der vierte Platz auf einer Regionalmeisterschaft ein außergewöhnliches Erfolgserlebnis. Das Erwartungsniveau kann sogar so niedrig sein, daß bereits das Ausbleiben eines Mißerfolgs als erstrebenswerte Leistung gewertet wird. Denken Sie nur an den Läufer, der schon froh und zufrieden darüber ist, nicht als Letzter durchs Ziel zu kommen, oder an den Nachwuchsboxer, der sich glücklich preist, weil er gegen den Favoriten keine k.o-, sondern „nur" eine Punktniederlage einstecken mußte.

Als gängige Gradmesser für Erfolgserlebnisse können gelten:
- das Überwinden innerer Schwierigkeiten wie Zweifel, Konflikte, geringes Selbstvertrauen,
- das Überwinden äußerer, durch die Sportsituation bedingter Hindernisse (z. B. die Gegenwehr des Gegners),
- die Art und vor allem die Intensität des subjektiven Bemühens (je größer der Aufwand, desto höher wird der Erfolg gewertet),
- objektive Leistungsmessungen; vor allem mit zunehmendem Alter gewinnen individuelle Bestmarken (Rekorde) als Gradmesser für die Leistungsfähigkeit an Bedeutung.

Vor allem der Trainer muß den subjektiven Wert eines Erfolgserlebnisses für seinen Schützling richtig einordnen können. Er braucht darüber hinaus ausreichende Kenntnisse über Verhaltensbedingungen, Motive und Beweggründe. Nur wenn ihm diese Antriebsfaktoren bekannt sind, kann er das Verhalten (und damit die Leistungsentwicklung) eines Sportlers zielgerichtet beeinflussen. Es geht also darum, eine Diagnose zu erstellen, d. h. zu erkennen, woher bestimmte Erscheinungen rühren, und die psychischen Hintergründe von Verhaltensweisen aufzudecken.

Zwei diagnostische Verfahren, die auch der Nicht-Psychologe leicht durchführen kann, haben in der Trainings- und Wettkampfpraxis längst ihren festen Platz:

1. Die Anamnese stellt die Informationssammlung über Lebenslauf und Vorgeschichte eines Sportlers dar. Nur wenn dem Trainer Lebensdaten und Werdegang seines Athleten bekannt sind, seine Lebensweise und Vorstellungswelt, Bedürfnisse und Wünsche, und wenn er Einblick in vergangene und gegenwärtige Lebensumstände gewinnt, kann er die möglichen Hintergründe des Verhaltens angemessen würdigen. Gerade der Lebenslauf gibt einen tiefen Einblick in die Art, wie der Mensch sein Leben lebt, in seine Erfahrungen aus der Vergangenheit und seine Pläne für die Zukunft. Für den Trainer ist es unumgänglich, seinen Sportler einerseits ausführlich, andererseits aber auch mit dem nötigen Taktgefühl hierüber zu befragen. Inhalte einer anamnestischen Erhebung sind insbesondere die Lebensumstände des einzelnen in seinem Elternhaus, die Erziehung, seine schulische, berufliche und sportliche Entwicklung und Situation, seine Hobbies und Neigungen, Einstellungen und Konflikte, vergangene Erfolgs- und Mißerfolgserlebnisse und auch seine Hoffnungen und Ziele.

2. Die Beobachtung unterscheidet sich vom einfachen Zuschauen dadurch, daß sie planmäßig erfolgt und auf einen bestimmten Betrachtungsgegenstand gerichtet ist. Durch den Trainer erfolgt sie als Fremd- oder Feldbeobachtung (hierbei sind Verhalten und Ausdruck eines anderen Menschen Anhaltspunkte der Betrach-

tung); sie kann aber auch als Selbstbeobachtung des Sportlers vonstatten gehen, also die Aufmerksamkeit auf eigenes Verhalten und eigene Verhaltensbedingungen richten. Beobachtungsinhalte sind beispielsweise Lernfortschritte, aggressive Reaktionen, Angstreduktion, Emotionen in bestimmten Situationen u. a.

Inhalt einer Verhaltensbeobachtung beim diabetischen Sportler sollte immer seine Einstellung im Umgang mit dem Diabetes sein. Die Art und Weise, wie er ihn handhabt, ob er ihn akzeptiert oder ablehnt, kann dem Betreuer als Hilfe dazu dienen, die Persönlichkeit seines Atheleten richtig einzuschätzen. Folgende Verhaltensmuster sehen wir besonders oft:

- Manche Menschen zeigen sich hilflos; sie haben resigniert und lehnen eine Selbstbehandlung ab. Ihre „Ich-kann-das-nicht"-Einstellung macht sie abhängig von Hilfspersonen (Arzt, Angehörige), denen sie auch für alles die Verantwortung zuschieben.
- Andere wiederum haben zwar noch nicht völlig resigniert, unternehmen allerdings nichts, um ihre Einstellung zu bessern oder die Lage zu ändern. Die Verantwortung für ein Mißlingen suchen sie grundsätzlich bei anderen („Der Arzt ist schuld"), oder sie verschanzen sich hinter fadenscheinigen Ausflüchten („Wenn ich nur mehr Zeit hätte").

Solche Sportler bedürfen einer sehr geduldigen Aufbauarbeit durch ständige kleine Erfolgserlebnisse, um das Selbstvertrauen zu erhöhen. Von Wettkämpfen, Vergleichen usw., die ihnen ein Mißerfolgserlebnis bescheren könnten, sind sie fernzuhalten. Zu einem leistungsbezogenen Training lassen sie sich in aller Regel (noch) nicht motivieren; wir finden sie vor allem in den Reihen der Breitensportler und im Sondersport.

- Athleten, die sich ihrer eigenen Verantwortung bewußt sind, geben nur selten einem Außenstehenden die Schuld dafür, daß etwas mißlingt. Mitunter zeigen sie aber nicht die gebotene Konsequenz. Dies sind beispielsweise Diabetiker, die sich zwar mit ihrer Erkrankung auskennen, sich jedoch keine Gedanken um Spätschäden machen, die vielleicht einmal in ferner Zukunft auftreten könnten. Eine Trennlinie zwischen Risikofreude und Leichtsinn ist bei ihnen nur schwer zu ziehen.

- Schließlich gibt es noch den Diabetiker, der umfassend über „seinen" Diabetes informiert ist und alle Verantwortung für sein Handeln selbst übernimmt. Er behandelt sich selbst konsequent; Selbstkontrollen und intensivierte Therapie sind ihm selbstverständlich. Der Diabetes erfährt die nötige Beachtung, überbewertet wird er jedoch nicht.

Diabetische Sportler, die diese Verhaltensstufen zeigen, sind durchaus erfolgsorientiert und lassen sich von gelegentlichen Rückschlägen oder Mißerfolgen nicht zurückwerfen. Sie sind für den Leistungssport wie geschaffen!

Nur wenn der Trainer (oder auch der Sportler selbst) über die Diagnose hinreichende Kenntnisse über Verhaltensbedingungen, Motive und Beweggründe erfahren hat, kann das künftige Verhalten vorhergesagt, d. h. eine Prognose erstellt werden. Aus ihr ergeben sich die verschiedenen Maßnahmen, die angewandt werden müssen, um ein gesetztes Ziel zu erreichen. Dies kann die Trainingsgestaltung betreffen, die Trainings- und Wettkampfvorbereitung und -steuerung, aber auch Veränderungen in einer Mannschaft oder Gruppe und auch die Gestaltung freizeitsportlicher Situationen. Der Trainer oder auch der Aktive selbst, der eine Verhaltensänderung (d. h. zunächst eine Einstellungsänderung oder -neubildung) anstrebt, sollte folgende Fragen beantworten können:

1. Ist die zu ändernde Einstellung bereits über längere Zeit hinweg stabilisiert und in der Persönlichkeit verankert?
2. Wodurch ist diese Einstellung entstanden? Durch Vorurteile, Negativerlebnisse, Informationsmangel, Erfahrung, Übernahme fremder Denkweisen und Ansichten?
3. Ist diese Einstellung stark von Gefühlen durchsetzt, oder sind eher rationale Faktoren dafür verantwortlich?
4. Ist diese Einstellung bereits zur Gewohnheit geworden? Stützt sie sich auf ein Selbstkonzept?
5. Welche Persönlichkeitsstruktur hat der Sportler? Handelt es sich um einen verschlossenen Menschen, oder ist er Argumenten gegenüber zugänglich? Welche seiner Bedürfnisse, Interessen und Motive kommen als ein Einstieg zur Einstellungsänderung in Frage?

Dieser Fragenkatalog mag als eine Grundlage für trainingssteuernde Maßnahmen angesehen werden.

Dafür, wie das Verhalten des Athleten in der Sportpraxis konkret beeinflußt werden kann, möchte ich Ihnen im folgenden einige Anhaltspunkte geben:

- Sportliches Handeln soll bewußt erlebt werden; nur dadurch erfährt es Antrieb, Zielsetzung und Sinngebung.
- Im Idealfall bestimmt der Athlet selbst, inwieweit er sportlich agiert (Selbstregulation). Mit solch einer eigenständigen Regulation sind viele Sportler jedoch überfordert; sie benötigen mehr oder weniger steuernde Fremdeinflüsse etwa von Mannschaftskameraden, dem Trainer oder sonstigen Führungspersonen.
- Das Aufladen mit Emotionen kann dazu führen, daß der Sportler über sich hinauswächst und eine Leistung erbringt, die er ohne diese Aktivierung nicht erreicht hätte. Was fanatische Sprechchöre im Zuschauerraum oder das Anfeuern durch den Trainer oder die Mannschaftskameraden bewirken können, brauche ich Ihnen gewiß nicht erst zu sagen.
- Um aggressive Folgehandlungen zu vermeiden, müssen Überforderungs- und Frustrationserlebnisse im erträglichen Rahmen gehalten werden.
- Das Auftreten von Handlungen, deren Folgen nicht bedacht werden (Affekthandlungen), wird durch bestimmte Bedingungen wahrscheinlicher, insbesondere Ermüdung, Minderwertigkeitsgefühle, psychische Übersättigung und Angst. Solche Affekthandlungen werden vermieden durch das Verbessern intellektueller Steuerungsfähigkeiten (z. B. Willensfähigkeit, Selbstbeherrschung, Mut, Konzentration, Beharrlichkeit), durch das Schaffen rationaler Einstellungen vor (!) dem betreffenden Ereignis, durch das Aussprechen von Konfliktlagen oder auch durch das Hervorheben von Mannschaftszielen. Mit meinen Sportlern habe ich bisher immer ein ruhiges, manchmal auch ein beruhigendes Gespräch vor dem Start geführt; dem Nervenbündel wurde Mut zugesprochen und der blindwütige Hitzkopf zur Besonnenheit gemahnt. So instruiert und betreut, hatten wir mit unbedachten Aktionen noch niemals Schwierigkeiten. Ich selbst nehme mir vor jedem Kampf die Zeit, mich ein wenig zu konzentrieren, mich innerlich vorzubereiten und einen Schlachtplan für diese Begegnung vor meinem inneren Auge vorbeiziehen zu lassen - mit der Folge, daß mich selbst im

härtesten Wettkampfgetümmel nichts aus dem Konzept bringen kann.

- Sowohl geplante Zweckhandlungen als auch Impulsivhandlungen können zu Gewohnheitshandlungen werden. Sie sind dann für den betreffenden Sportler „typisch", und gerade in dieser Vorhersehbarkeit liegt ihre Gefahr.
- Vorbilder, d. h. Personen mit nachahmenswerten Eigenschaften, wirken in hohem Maße auf das Entstehen von Emotionen hin. Ihnen kommt vor allem bei jungen Sportlern eine wesentliche Rolle bei der Emotionalisierung zu.
- Motivverknüpfungen, die auf das andere Geschlecht bezogen sind, erhalten insbesondere bei jungen Sportlern große Bedeutung. („Wenn du dieses Turnier gewinnst, fliegen dir die Herzen der Mädchen zu.")
- Motivierende Maßnahmen müssen an aktuell gegebene Motive anknüpfen. Dem nach Anerkennung Strebenden liegt nichts am gesundheitlichen Nutzen des Sports. Wer aus Gesundheitsgründen trainiert, kann nicht dadurch motiviert werden, daß ihm die Aufnahme in den Nationalkader in Aussicht gestellt wird. Um wirksam zu sein, muß eine Motivierung im richtigen Moment erfolgen!
- Der Trainer soll auch kleinste Fortschritte bewußt ansprechen. Hierbei hilft ihm das Wissen um den subjektiv erlebten Schwierigkeitsgrad seines Schützlings. Je größer sich dessen Aufwand darstellt, desto erstrebenswerter wird ihm der Erfolg und desto größer das Erfolgserlebnis.
- Erfolgserlebnisse haben einen leistungssteigernden Einfluß; diese Wirkung kann um so größer und nachhaltiger sein, je unerwarteter sich der Erfolg einstellt. Sie sollen deshalb regelmäßig organisiert werden. Wobei noch einmal darauf hingewiesen werden soll, daß Erfolgserlebnisse nicht nur durch gewonnene Meisterschaften zustande kommen. Eine persönliche Bestleistung im Training, die Bewunderung oder Anerkennung durch die Vereinskameraden, ein Lob des Trainers, ein Artikel im Sportteil der Tageszeitung haben nicht selten dieselbe Wirkung.
- Kleine Fortschritte fördern die Beharrlichkeit ebenso wie das wiederholte Aufzeigen der positiven Folgen des Zielerreichens.
- Mißerfolgserlebnisse sollen im Sport grundsätzlich vermieden wer-

den. Ob ein Ergebnis als Erfolgs- oder Mißerfolgserlebnis gewertet wird, hängt vor allem vom Urteil einer Bezugsperson (meist der Trainer) und von objektiven Informationen (z. B. meßbaren Ergebnissen) ab.

- Die Ziele müssen für den Athleten stets erreichbar bleiben und seinen Möglichkeiten entsprechen. Zu hohe Anforderungen sind seiner Motivation abträglich, zu geringe Belastungen führen zu Monotonie und Interesselosigkeit. Es ist die Aufgabe des Trainers, die Selbsterwartung des Sportlers der objektiv realisierbaren Leistung anzunähern!
- Der Sportler mit dem Selbstkonzept der Mißerfolgserwartung darf keine Bestätigung seiner Negativerwartung erhalten. Er soll nur mit solchen Aufgaben betraut werden, die ihm ein Erlebnis des Gelingens vermitteln.
- Der Athlet muß lernen, auch im Zustand hoher emotionaler Erregung oder körperlicher Belastung „klaren Kopf" zu behalten und Denkprozesse folgerichtig zu vollziehen. Dadurch wird vermieden, daß subjektiv angemessen erscheinende Handlungen (z. B. Lieblingstechniken) bevorzugt werden. Ebenso wird vermieden, daß subjektive Bedingungen die Orientierungsgrundlage bilden.
- Ängstliche Sportler müssen von allen angstverstärkenden Faktoren ferngehalten werden. Zur Angstvermeidung und -beseitigung bieten sich folgende Maßnahmen an:
- Eingeständnis der Angst: Die Angst aussprechen zu dürfen, reduziert das Bedrohungserlebnis.
- Arbeit in kleinen Gruppen wirkt angstreduzierend, in großen Gruppen hingegen angstverstärkend.
- Emotionale Zuwendung nimmt der Angst die Spannung. Vor allem Körperkontakt (z. B. eine Handfassung oder Umarmung) mindert sie ganz erheblich.
- Bekannte und vertraute Personen, Geräte und Umgebungen bauen das Angstgefühl ab. („Du brauchst keine Angst zu haben, denn wir sind bei dir!")
- Mutiges Auftreten steckt an! Zusammen mit Nichtängstlichen findet der Ängstliche leichter zu einem mutigen Verhalten.
- Der Ängstliche muß wissen, was er zu tun hat! Der Trainer muß

die Aufgabe klar formulieren, damit Mißverständnisse ausgeschaltet werden.

- Wichtig ist das zielgruppenorientierte Führungsverhalten des Trainers. Er hat sich danach zu richten, ob er es mit Leistungssportlern, Freizeitsportlern oder Sondersportlern (z. B. einer Behindertensportgruppe) zu tun hat. Von seinem Führungsverhalten hängt es ab, ob die Sportler die vorgegebenen Ziele bejahen und mit der Überzeugung ins Training oder in den Wettkampf gehen, daß nur das Befolgen der Traineranweisungen zum Erfolg führt.
- Gefühle wirken ansteckend. Die gute Laune des Trainers überträgt sich unmittelbar auf seine Schützlinge, ebenso können Griesgrämigkeit und gereiztes Auftreten eine ursprünglich lustvolle und gelöste Stimmung untergraben. Ruhiges, besonnenes und freundliches Verhalten springt gleichermaßen sofort auf die Sportler über.
- Durch abwechslungsreiche Trainingsgestaltung, Mitarbeit und Mitsprache des Athleten und gemeinsames Beurteilen der Trainingsinhalte und -fortschritte erreicht der Trainer, daß sein Sportler dem Training positiv gegenübersteht. In meinen Trainingskursen glich noch niemals eine Trainingeinheit völlig der vorhergehenden; es gab immer gewisse Änderungen und Variationen, mochten sie auch noch so geringfügig sein: Es wurden neue Partnerübungen durchgeführt, die Trainingspartner und die Übungsstationen wechselten, die Trainingstage und Trainingszeiten wurden geändert und ähnliches mehr. Alle vier bis sechs Wochen (d. h. in jedem neuen Mesozyklus) wurden die Trainingsinhalte von Grund auf umgestellt. Und nie versäumte ich es, das Ganze mit meinen Sportlern zu besprechen, ihnen das Warum und Weshalb zu erklären, ihre eigenen Anregungen zu berücksichtigen. So kam niemals Monotonie auf, und die Freude am Sport blieb erhalten.
- Leistungsvergleiche und Wetteifersituationen, die einem Sportler von Anfang an keine Erfolgsaussichten gewähren, haben in Training und Wettkampf nichts zu suchen!

Ziele festlegen

Die psychische Selbststeuerung des Athleten wird durch die folgenden Punkte wesentlich vereinfacht:

- Der Ist-Zustand wird nüchtern abgeklärt und ein klares Ziel definiert.
- Dieses Ziel wird konsequent angesteuert. Der Sportler läßt sich nicht durch Fehler oder Rückschläge entmutigen, sondern lernt aus ihnen, ändert gegebenenfalls seinen Trainingsplan - und behält den Optimismus!
- Griesgrämigkeit, schlechte Laune, Mißerfolgsorientierung oder gar Resignation werden keinesfalls akzeptiert, auch nicht bei anderen Mitgliedern der Gruppe.

Personen, die sich dieser Forderung nicht unterwerfen, werden nötigenfalls aus dem Umfeld des Sportlers entfernt. Umgekehrt sollte immer ein „Spaßmacher" für Humor, Witz und Entkrampfung sorgen.

- Fester Bestandteil der Trainingsbegleitung ist das Gespräch mit Teamkollegen. Gesprochen wird nicht nur über sportliche Angelegenheiten, sondern auch über Alltägliches.
- Positives Denken gehört ebenso zum Sport wie das regelmäßige Training! Der Athlet versucht, jeder Sache etwas Positives abzugewinnen und daraus Kraft zu schöpfen. Niederlagen oder Rückschläge werden nicht verharmlost, aber auch keineswegs überbewertet.
- Im Blick auf die Zukunft soll der Sportler die Zusammenhänge, die seinen Erfolg ermöglicht haben, nüchtern analysieren: Was war Glück, was Zufall, was ist auf Eigenleistung und was auf Unterstützung (oder Schwäche) anderer zurückzuführen? Jeder Erfolg oder Mißerfolg wird nach diesem Schema neu überdacht.

Wie die psychologische Unterstützung oder Selbststeuerung des Sportlers, und zwar des Leistungssportlers ebenso wie des Breitensportlers, auszusehen hat, ist in jedem Einzelfall völlig verschieden. Die vorstehenden Punkte sollen Ihnen dabei helfen. Wichtig ist auf jeden Fall das Wachhalten einer ausreichenden Motivation. Für den Leistungsbzw. Wettkampfsportler kann dies sogar bedeuten, daß außersportliche Mißerfolgs- und Frustrationserlebnisse toleriert werden, wenn sichergestellt ist, daß sie durch Sport kompensiert werden und sich in einer höheren Leistung niederschlagen. Ich scheute mich denn auch nicht, einen meiner Wettkämpfer damit aufzuziehen, daß ihn die Freundin verlassen hatte - solange ich sicher sein konnte, daß er die ganze Wut an seinem Gegner austobte. Schließlich besteht die psychische Betreuung eines Sportlers aus viel mehr als nur Verhätscheln und Mutzusprechen - sie kann es auch einmal erfordern, ihn auf die Palme zu bringen!

12. Die medikamentöse Versorgung des Sportlers

Die Bodybuildingwelt hatte ihren neuen Star: Vor einem Jahr noch ein Niemand, hatte Blacky bei der Landesmeisterschaft vor einem starken Teilnehmerfeld den respektablen zweiten Platz erreicht. Hundertfünf Kilo Wettkampfgewicht, kein Gramm Fett, harte, solide Muskelmasse von Kopf bis Fuß, und mit einem Oberarmumfang von stolzen zweiundfünfzig Zentimetern ließ er keinen Zweifel daran, wer der kommende Champion sein würde. Mir kam eine solche Leistungsexplosion innerhalb von nur einem Jahr etwas eigenartig vor, und als ich kurz darauf einen Abstecher in das Bodybuilding-Studio seines Trainers Walter machte, schenkte der mir reinen Wein ein.

„Der Junge bringt sich noch um", seufzte er. „Seit fast einem Jahr stopft er sich Tag für Tag mit Steroiden voll... aber sieh doch selbst!"
Blacky stand schweißgebadet, mit hochrotem Kopf und fingerdick geschwollenen Schläfenadern am Kraftständer, hielt eine zweihundertvierzig Kilogramm schwere Hantel auf den Schultern und machte damit eine Kniebeuge nach der anderen. Zwei Mädchen, die auf den Fahrradergometern ihre Pfunde abstrampelten, verschlangen ihn beinahe mit den Augen.

„Ich red' mir den Mund fusselig", fuhr Walter fort, „aber er läßt's einfach nicht bleiben! Als er das Zeug noch nicht genommen hatte, konnte er hundertdreißig Kilo drücken, und jetzt schafft er gute zweihundert! Jedesmal, wenn er's für ein, zwei Wochen abgesetzt hat, fällt er mit seinen Leistungen zurück, und dann nimmt er's natürlich sofort wieder ein. Und um den Leistungsabfall wettzumachen, erhöht er gleich die Dosis! Viel hilft viel, sagt er immer..."
Die Hantelscheiben klirrten. Blacky hatte sein Beintraining soweit beendet und machte einen letzten Satz mit leichtem Gewicht zum Abkühlen. Ein leichtes Gewicht, das waren für ihn hundertfünfundneunzig Kilo für zehn tiefe, konzentrierte, technisch perfekte Kniebeugen. Die beiden Mädchen sperrten Mund und Nase auf.
„Was sagt denn seine Frau dazu?" forschte ich nach. „Wenn er so viel davon einnimmt, kann's mit seiner Potenz ja nicht mehr weit her sein..."

„Seine Frau?" Walter lächelte wehmütig. „Weißt du, seit er die Pillen nimmt, ist er aggressiver als ein tollwütiger Hund! Er hat sie ein paarmal böse verkloppt und in der Wohnung alles kurz und klein geschlagen, und da hat sie ihre Sachen gepackt und ist weg."

Hinter uns hörte ich ein fröhliches Geschnatter. Der aufgehende Stern am Bodybuilding-Himmel flachste ein wenig mit den Mädchen auf den Fahrradergometern und stolzierte dann zum Solarium.

Ich begegnete ihm ein halbes Jahr später auf dem „Großes Preis", dem Höhepunkt der Herbstmeisterschaften, und dieses Mal sah er alles andere als stolz aus: schüttere Haare, magere Finger, knochige Schultern, ein spitzes Gesicht und so gelb wie ein Chinese. Nur noch ein Schatten seiner selbst. Kein Wunder, daß er auf keiner Teilnehmerliste zu finden war.

„Hab' 'n bißchen Ärger mit dem Blutdruck und der Leber gehabt und im Krankenhaus gelegen", wisperte er, als ich mich für einen Moment zu ihm und Walter in den Zuschauerraum setzte. „Bin für's erste noch krankgeschrieben, aber seit drei Wochen trainiere ich wieder, und mit den Leistungen klappt es schon ganz gut."

Ich bemerkte Walters verstohlenen Blick und wußte sofort, warum es mit Blackys Leistungen wieder so gut klappte. Auf der Wettkampfbühne stellten sich die Leichtgewichtler für die Vorentscheidung in Positur. Blacky sah sehnsüchtig zu ihnen empor.

„Beim nächsten Turnier", sagte er leise, „bin ich wieder dabei, und hinterher darfst du mir gratulieren."

„Bestimmt." Ich klopfte ihm auf die Schulter und stand auf. Einer meiner Nachwuchssportler wollte heute sein Wettkampfdebüt geben und brauchte mich zum Vorbereiten.

Ich sah Blacky an diesem Tag zum letzten Male. Walter rief mich etwa vier Wochen später an und teilte mir mit, daß er wenige Tage zuvor, kurz nach seinem neunundzwanzigsten Geburtstag, gestorben wäre. Er hatte Leberkrebs gehabt. Sein Arzt hätte gesagt, daß sich die beiden faustgroßen Tumore mit größtmöglicher Wahrscheinlichkeit durch die extreme Anabolika-Überdosierung gebildet hätten.

Ein Einzelfall? Was den traurigen Ausgang anbelangt, ja, was den Sachverhalt selbst betrifft, leider nicht. Daß Sportler, die ihre Leistungsgrenze erreicht haben, nichts unversucht lassen, um diese Grenze noch weiter anzuheben, ist gar nicht so selten. Aber nicht nur im Spitzensport, wo selbst Zehntelsekunden über Sieg oder Niederlage entscheiden können, wird nachgeholfen - auch Breitensportler können der Verlockung aus der Apotheke oftmals nicht widerstehen.

„Wo die Leistungsgrenze erreicht ist, ist sie erreicht", sagte einmal ein alter Trainer, „und wer es ohne Doping nicht schafft, hat einfach nicht das Zeug zum Champion. Er macht sich nur selbst was vor und sollte es besser in einer anderen Sportart versuchen."

Strenge Worte, aber sie stimmen. Gerade dem Nicht-Wettkämpfer oder dem Nachwuchssportler sei dringend gesagt, daß Pharmazeutika weder ein konsequentes Training noch eine ausgewogene Ernährung ersetzen können, und ob es sich lohnt, für eine Medaille beim Sportfest und einen Händedruck des Vereinsvorsitzenden die Gesundheit aufs Spiel zu setzen, muß mehr als bezweifelt werden. Aber das muß jeder mit sich selbst abmachen. Es steht mir nicht zu, mich zum Moralapostel aufzuschwingen. Tatsache ist jedoch, daß eine zielgerichtete Medikation des Sportlers nicht nur im Leistungs-, sondern zunehmend auch im Breiten- und Freizeitsport um sich greift, und Tatsache ist leider auch, daß nur die wenigsten überblicken, welche Risiken sie damit eingehen - weil ihnen einfach die geringsten Grundkenntnisse fehlen.

Gewiß hängt die sportliche Leistung des Athleten niemals nur von Training, Ernährung, psychischer Verfassung usw. ab, sondern vom Zusammenwirken einer Vielzahl ineinandergreifender und sich gegenseitig beeinflussender Einzelfaktoren. Einer der Punkte in diesem Geflecht sind Medikamente, die seine Leistung steigern oder zumindest erhalten sollen. Worin die sportliche Leistung besteht und welche Arzneimittel somit für eine Leistungssteigerung in Frage kommen, ist von Sportart zu Sportart völlig unterschiedlich.

Ob eine und ggf. welche medikamentöse Behandlung im Einzelfall sinnvoll und vertretbar ist, müssen Arzt, Trainer und Sportler gemeinsam abwägen. Bevor sie aufgenommen wird, ist eine ärztliche Abklärung mit gezielter Diagnostik (Bestimmung der Blutspiegel) unumgänglich. Nur so können exakte Hinweise über Art und Ausmaß eines Defizits erhalten werden, was die Voraussetzung für eine folgende Medikation ist.

Bei allen Substanzen gilt es ein ganzes Spektrum möglicher Wirkungen, Nebenwirkungen und Wechselwirkungen mit anderen Arzneimitteln zu beachten.

Um die Risiken, die aus einem Mißbrauch erwachsen können, aufzuzeigen, komme ich nicht umhin, die einzelnen Substanzen näher vorzustellen. Hierzu müssen zunächst einige pharmakologische Grundbegriffe abgeklärt werden:

Substanzen, die irgendeine Wirkung im Organismus entfalten, werden Wirkstoffe genannt, Wirkstoffe mit einer ähnlichen Hauptwirkung werden zu Wirkstoffgruppen zusammengefaßt (z. B. Anabolika, Diuretika, Betablocker). Ein Wirkstoff kann den Organismus mit verschiedenen Wirkprinzipien beeinflussen:

- Durch die Reaktion mit Rezeptoren, also Empfängern für körpereigene Stoffe. Substanzen, die Rezeptoren erzeugen, sind entweder mit körpereigenen identisch oder ihnen sehr ähnlich. Über Rezeptoren wirken beispielsweise Stimulantien und Steroidhormone (Anabolika u. a.). Neben der Möglichkeit, einen Rezeptor durch Wirkstoffe zu erregen, bietet sich auch die Möglichkeit, ihn durch Wirkstoffe zu blockieren. Über diesen Mechanismus wirkt beispielsweise die Wirkstoffgruppe der Betablocker ("Betarezeptorenblocker").
- Durch Wechselwirkungen des Wirkstoffes mit Transportvorgängen in den Organen oder im Blut. Diuretika beeinflussen z. B. den Wasser- und Elektrolyttransport und somit die Harnausscheidung.
- Durch die Einlagerung des Wirkstoffes in Zellmembranen können deren Eigenschaften verändert werden; beispielsweise mindern Lokalanästhetika die elektrische Erregbarkeit von Zellmembranen.

- Durch direkte chemische Wirkungen, etwa die Ausbildung chemischer Verbindungen oder eine Veränderung des Lösungsverhaltens verschiedener Körperflüssigkeiten.

Die therapeutisch erwünschte Hauptwirkung geht meist mit einer Hemmung oder Störung anderer wichtiger Systeme einher; diese z. T. unerwünschten Wirkungen bezeichnet man als Nebenwirkungen. Das Einsetzen und die Ausprägung einer Wirkung oder Nebenwirkung hängen einerseits von der Menge des zugeführten Wirkstoffes und andererseits von der Art der Einbringung in den Organismus, der Applikation, ab. Wirkstoffe können auf folgenden Wegen appliziert werden:

- nasal über die Nasenschleimhaut: Sprays und Tropfen,
- sublingual über die Mundschleimhaut: Lösungen, Tabletten, Sprays, Zerbeißkapseln,
- oral über die Magen-Darm-Schleimhaut: Tabletten, Kapseln, Lösungen,
- rektal über die Enddarmschleimhaut: Zäpfchen,
- intramuskulär durch Injektion in den Muskel: Injektionslösungen,
- intraartikulär durch Injektion in ein Gelenk: Injektionslösungen,
- subkutan durch Injektion ins Unterhautfettgewebe: Injektionslösungen,
- intravenös durch Injektion in die Vene: Injektions- und Infusionslösungen,
- transkutan durch die Haut nach äußerer Auftragung: Salben und Lotionen,
- per inhalationem durch Einatmen über das Bronchialsystem: Vernebler und Dosieraerosole.

Zu beachten ist, daß nicht jede Applikationsart für die Resorption (Aufnahme der Substanz) geeignet ist. Insulin kann beispielsweise nur subkutan, intramuskulär oder intravenös verabreicht werden, nicht aber nasal, oral oder per inhalationem.

Durch Koppelung an Träger- und Verzögerungsstoffe läßt sich die Freisetzung des Wirkstoffes über Stunden (Retardpräparate) oder sogar

Tage bis Wochen (Depotpräparate) verzögern. Nach dem Einbringen des Wirkstoffes und seiner Aufnahme in den Blutkreislauf erfolgt die Verteilung mit dem Blut in die unterschiedlichen Organe, und es setzen Wirkungen und/oder Nebenwirkungen ein, zugleich auch die Verstoffwechselung (Metabolisierung) oder eine direkte Ausscheidung. Während der Verstoffwechselung entstehen bei manchen Substanzen Metaboliten (Um- bzw. Abbauprodukte), die ihrerseits Wirkungen und Nebenwirkungen entfalten können. Mitunter sind erst die Metaboliten für Wirkungen und Nebenwirkungen verantwortlich. Der Umbau bzw. Abbau findet hauptsächlich in der Leber statt, seltener am Wirkort oder in anderen Organen. Die Wirkstoffe und/oder ihre Metaboliten werden entweder über die Leber (und somit letztlich über den Stuhl) oder über die Niere (und somit über den Urin) ausgeschieden.

Verteilung, Wirkung, Verstoffwechselung und Ausscheidung können schon einsetzen, wenn die Aufnahme noch gar nicht abgeschlossen ist. Ist die Zufuhr größer als die Ausscheidung, so erfolgt eine Speicherung der Wirkstoffe im Körper (Kumulation). Beim Zusammenwirken mehrerer Wirkstoffe kann es zu schwer einschätzbaren gegenseitigen Beeinflussungen kommen, etwa zu verstärkten oder abgeschwächten oder völlig neuen Wirkungen und Nebenwirkungen. Möglich ist auch eine verlängerte oder verkürzte Wirkdauer. Es ist daher erforderlich, daß die medizinische Versorgung des Athleten in einer Hand liegt oder zumindest eine enge Kooperation der behandelnden Ärzte stattfindet. Zahlreiche Todesfälle von Athleten, die sich durch die unkontrollierte und unkoordinierte Einnahme aller nur möglichen Substanzen (oftmals aus irgendwelchen dunklen Kanälen bezogen!) selbst vergifteten, hätten so vermieden werden können. Besonders der Diabetiker kann diesem Punkt gar nicht genug Beachtung schenken.

Das Verhältnis zwischen Dosis und Wirkung einer Substanz muß nicht konstant bleiben; bei verschiedenen Wirkstoffen und Wirkstoffgruppen kommt es bei wiederholter Zufuhr zu einer Abnahme der Wirkung, so daß die Dosis ständig erhöht werden muß.

Diese Toleranzveränderungen sind nach Absetzen des Wirkstoffes reversibel. Eine Sucht liegt dann vor, wenn die Beendigung der regelmäßigen Zufuhr eines Wirkstoffes zu psychischen und/oder physischen Störungen führt, die durch die erneute Zufuhr des Wirkstoffes wieder aufgehoben werden können.

Allein der Glaube an die Wirksamkeit oder Unwirksamkeit eines Medikamentes kann die Wirkung wesentlich beeinflussen. Dieser **Placebo-Effekt** ist von den rein wirkstoffbedingten Effekten zu trennen.

Je nach den Erfordernissen einer Sportart können folgende Wirkstoffgruppen die Leistung steigern:

Anabolika und Testosteron: Anabolika leiten sich vom männlichen Geschlechtshormon Testosteron ab. Testosteron wirkt auf die inneren und äußeren Geschlechtsmerkmale (androgene Wirkung) und begünstigt den Eiweißaufbau in der Muskulatur (anabole Wirkung). Anabole und androgene Wirkung können nicht völlig voneinander getrennt werden. Anabolika werden vor allem in solchen Sportarten eingesetzt, in denen die Körperkraft leistungsbestimmend ist oder zumindest einen hohen Stellenwert besitzt. Sie bewirken beim Gesunden bei intensivem Krafttraining und eiweißreicher Ernährung eine Zunahme der Muskelmasse (und damit des Körpergewichts) und einen Kraftzuwachs. Die Ausdauerleistung wird nicht beeinflußt, wohl aber erhöhen anabole Steroide und Testosteron das Muskelglykogenspeichervermögen. Ein anderer Effekt, der anabolen Steroiden zugeschrieben wird, ist die Förderung der Regeneration. Danach können Trainingsfrequenz und -intensität gesteigert werden. Die psychotrope Wirkung („anregende" Wirkung auf Gemüt und Psyche) tritt sehr ausgeprägt auf und läßt sich sogar als zusätzliche Therapie einsetzen. Durch die gesteigerte Aggressivität und Selbstsicherheit kommt es zu einer Freisetzung des Leistungspotentials in Training und Wettkampf und somit über die Erhöhung der Trainingsfrequenz und -intensität zu einer zusätzlichen Leistungssteigerung.

Folgende Nebenwirkungen gelten als gesichert:

- Nebenwirkungen auf Sexualhormone und andere Hormone. Bei einer Überdosierung kommt es zu einer Verminderung der körpereigenen Testosteronproduktion und der Spermienbildung beim

Mann. Diese Nebenwirkungen sind nach Absetzen der Präparate reversibel. Je nach Dosierung und Art des Präparates kann es zu Steigerung oder Herabsetzung des Geschlechtstriebes kommen, beim Mann zu Hodenschrumpfungen, Wachstum der Brustdrüse (z. T. irreversibel), Größenzunahme der Prostata, Prostatakrebs. Die Nebenwirkungen der Anabolikaeinnahme bei Frauen sind virilisierende (vermännlichende) Effekte, insbesondere eine Zunahme der Körper- und Gesichtsbehaarung, Klitoriswachstum, Menstruationsstörungen und Stimmveränderungen. Die Veränderungen der Stimme und des Behaarungstyps sind irreversibel.

- Beim Diabetiker besteht besonders zu Beginn der Behandlung eine verstärkte Neigung zu schweren Unterzuckerungen. Ursache hierfür ist einerseits, daß Anabolika die Wirkung von Insulin oder oralen Antidiabetika erheblich verstärken können, und andererseits, daß mehr Glukose aus dem Blut in die Muskelzelle abfließt, um die vergrößerten Glykogendepots aufzufüllen. Diese Beeinflussung der Insulinwirkung hat sich meist nach wenigen Tagen eingependelt. Eine entgegengesetzte Wirkungsweise ist nach Absetzen der Präparate festzustellen.
- Nebenwirkungen auf die Leber: Anabolika wirken lebertoxisch, die Leberenzyme erhöhen sich (meßbar), irreversible Gewebsveränderungen im Sinne von bösartigen Lebertumoren sind vielfach dokumentiert.
- Nebenwirkungen auf das Herz-Kreislauf-System: Schon bei kurzfristiger Anwendung kommt es zu erheblichen Blutdruckerhöhungen bis in den hypertensiven Bereich.
- Auswirkungen auf Fettstoffwechsel und Blutgerinnung: Anabolika verändern die Lipoproteine („Blutfette"), wodurch das Risikoprofil für Herz-Kreislauf-Erkrankungen ungünstig beeinflußt und das Infarktrisiko erhöht wird. Dieses ungünstige Risikoprofil normalisiert sich erst Wochen nach dem Absetzen wieder; die Auswirkungen sind meist erst nach Jahren abschätzbar. Anabolika führen zu einer Erhöhung verschiedener Gerinnungsfaktoren, eine Überdosierung kann z. B. zum Arterienverschluß führen.
- Auswirkungen auf die Psyche: Anabolika können zu schwerwiegenden psychischen Veränderungen führen, insbesondere zu einer erheblich gesteigerten Aggressivität.

- Sonstige Nebenwirkungen: Durch die schnelle Zunahme der Muskelmasse und Körperkraft erhöht sich die Verletzungsanfälligkeit an Sehnen, Bändern, Knorpeln und an der Muskulatur selbst.

Wachstumshormon, auch Somatropin oder HGH genannt, ist bei Dopingkontrollen derzeit noch nicht nachweisbar und kommt deshalb vor allem als „Ausweichhormon" zu Anabolika und Testosteron zur Anwendung. Ihm wird ein erheblicher Einfluß auf den Muskelaufbau und die Schnellkraft zugeschrieben, bisher findet sich allerdings kein Nachweis für einen leistungssteigernden Effekt. Seine fettabbauende Wirkung macht es allenfalls für Bodybuilder zum Erreichen einer besseren Definition interessant. Da es teuer und schwer zu bekommen ist, floriert der Schwarzmarkt mit Billigprodukten, bei denen es sich aber nicht um menschliches Wachstumshormon handelt. Somatropin hat ein Längen- und Dickenwachstum der Knochen zur Folge; diese Wachstumswirkung erstreckt sich auch auf die inneren Organe und die Haut. Es wirkt auf den Eiweiß-, Fett- und Kohlenhydratstoffwechsel, hat eine anabole (eiweißaufbauende) Wirkung und führt zu einem Anstieg der freien Fettsäuren im Blut, die somit als Energieträger zur Verfügung stehen.
Als Nebenwirkung ist vor allem ein tumoröses Wachstum der Hirnanhangdrüse zu nennen, die unkontrolliert HGH produziert. Bei Langzeitanwendung über Monate und Jahre hinweg kommt es zu gravierenden und irreversiblen körperlichen Veränderungen, insbesondere zu einem Dickenwachstum der Knochen vor allem an Händen, Füßen und am Kinn.
Die Auswirkungen auf den Kohlenhydratstoffwechsel können zur Entwicklung eines Diabetes mellitus führen oder eine bestehende diabetische Stoffwechsellage wesentlich verschlechtern. Die Skelettmuskulatur scheint zwar vergrößert, es kommt aber zu keiner Kraftzunahme. Die Patienten sind vielmehr eher ermüdbar und weniger körperlich belastbar; Muskelfasergewebe wird nämlich durch Bindegewebe ersetzt. Inwieweit eine kurzzeitige Anwendung nicht auch zu irreversiblen gesundheitlichen Schäden führt, ist derzeit noch nicht abschätzbar. Vor einer Selbstmedikation durch den medizinischen Laien muß eindringlich gewarnt werden.

Stimulantien sollen die zentralnervösen Faktoren Wachheit, Motivation, Leistungs- und Wettkampfbereitschaft und Aggressivität steigern und verschiedene Organsysteme und Körpervorgänge wie z. B. das Herz-Kreislauf-System oder den Energiestoffwechsel vermehrt anregen. Stimulantien werden bevorzugt in solchen Sportarten eingesetzt, in denen eine anhaltend hohe Motivation sowie die Herz-Kreislauf-Leistung im wesentlichen die Gesamtleistung bestimmen.

Die Wirkstoffgruppe der Stimulantien setzt sich aus mehreren verschiedenen Substanzklassen zusammen:

1. Zentral wirksame Sympathomimetika aktivieren das sympathische Nervensystem und programmieren die Organe somit zu einer Mehrleistung unter Belastung und/oder Streß; z. B. erfolgt eine Anregung des Herz-Kreislauf-Systems, Weitstellung der Bronchien zur vermehrten Atmung, Umsatzerhöhung der energieliefernden Stoffwechsellage usw. Organe und Stoffwechselwege, deren Funktion unter körperlicher Belastung nicht benötigt wird (z. B. Verdauungsorgane), werden gehemmt, so daß hier Energie eingespart wird.

Zu den zentral wirksamen Sympathomimetika gehören die Amphetamine, Methamphetamin, Kokain, Phenmetrazin und Methylphenidat. Sie werden besonders in solchen Sportarten angewandt, die ein hohes Ausdauer- und Stehvermögen erfordern. Wegen ihres grundumsatzerhöhenden Effekts werden sie auch gerne zum „Gewichtmachen" in Sportarten mit Gewichtsklasseneinteilungen eingesetzt.

Zentralnervöse Wirkungen sind die Aufhebung des Ermüdungsgefühls, Antriebssteigerung und Steigerung der Leistungsbereitschaft, Euphorie, Verminderung des Appetits und der Nahrungsaufnahme (anorektischer Effekt). Periphere Wirkungen sind ein Puls- und Blutdruckanstieg, Steigerung der Herzkraft, Gefäßverengung, leichte Bronchodilation und eine Förderung des metabolischen Umsatzes, insbesondere vermehrte Lipolyse und Erhöhung freier Fettsäuren im Plasma. Bei der Maximalleistung werden nur selten Verbesserungen festgestellt, bei submaximalen Ausdauerbelastungen sieht man dagegen erhebliche Verlängerungen der Zeiten bis zum Eintritt der Erschöpfung und Abbruch der Belastung.

Die Wirkungen sind um so ausgeprägter, je größer die Ausgangsdefizite in ihren Wirkbereichen sind. So zeigen sie, bei Ermüdung angewandt, in aller Regel eine Verkürzung der Reaktionszeit, eine

Zunahme der Aufmerksamkeit und der Merkfähigkeit. Bei hellwacher Ausgangslage sind diese Wirkungen nur gering ausgeprägt und häufig nicht nachweisbar. Je höher der Wachzustand und je ausgeprägter die Leistungsbereitschaft, desto geringere Beeinflussungen sind zu erwarten. Die Wirkung auf optimal motivierte Sportler ist somit fraglich.

Zentral wirkende Sympathomimetika können folgende Nebenwirkungen und Risiken mit sich bringen:

- Blutdrucksteigerungen und Herzrhythmusstörungen bis zum Herz-Kreislauf-Versagen,
- durch die Hemmung der Verdauungsorgane kann das Auftreten von Erbrechen begünstigt werden, insbesondere wenn noch Speisen im Magen sind oder Getränke aufgenommen werden,
- durch starke Gefäßverengungen in der Haut kommt es zu einer Minderdurchblutung und somit verminderter Wärmeabgabe, was zu einem gefährlichen Hitzestau führen kann,
- die Unterdrückung des Ermüdungsgefühls und die stimulierende Wirkung auf den Stoffwechsel führen zu einem vermehrten Verbrauch lebensnotwendiger Energiereserven; schwere Erschöpfungszustände und Zusammenbrüche können die Folge sein,
- Gewöhnung und Sucht (erhebliches Suchtpotential!),
- Halluzinationen, Desorientierung, Angstzustände, Schlafstörungen,
- Schlafmangel und psychischer Erschöpfungszustand.

Nach Absetzen ergeben sich vorübergehend ein gesteigertes Schlafbedürfnis, Heißhunger, Gereiztheit, Blutdruck- und Pulsabfall.

Für den Diabetiker dürfte von Bedeutung sein, daß zentral wirksame Sympathomimetika durch ihren grundumsatzerhöhenden Effekt die Insulinwirkung verstärken und beschleunigen.

Insbesondere ist von einem schnelleren Wirkeintritt des Insulins auszugehen, weshalb meist ein verringerter Spritz-Eß-Abstand angezeigt ist. Bei Patienten mit vorgeschädigter Niere dürfte eine Blutdrucksteigerung als Nebenwirkung von Bedeutung sein. Die Unterzuckerungswahrnehmung wird eingeschränkt, zumal manche Unterzuckerungssymptome (Müdigkeit!) durch Sympathomimetika aufgehoben werden.

2. Peripher wirkende Sympathomimetika stimulieren das Herz-Kreislauf-System, fördern den Energiestoffwechsel, vermindern den Atemwegswiderstand und vermitteln so das Gefühl, leichter atmen zu können. In diese Substanzgruppe fallen vor allem Asthma-Sprays.

3. Methylxanthine werden bevorzugt in Ausdauersportarten wie Langstreckenlauf, Radfahren, Spielsportarten angewandt, gelegentlich aber auch in konzentrativen Sportarten, um die Aufmerksamkeit zu steigern. In diese Substanzgruppe fallen Koffein, Theophyllin und Theobromin. Koffein ist wegen seiner zentral gefäßtonisierenden und stimulierenden Wirkung häufig in Kopfschmerz- und Migränemitteln enthalten. Nach oraler Gabe von Koffein liegt der Wirkeintritt nach etwa 15 bis 30 Minuten, die maximalen Spiegel werden nach ein bis eineinhalb Stunden erreicht. Schon nach 100 bis 300 mg Koffein (etwa ein bis drei Tassen Kaffee) können folgende Wirkungen auftreten:

- Minderung der Ermüdung, Steigerung der Aufmerksamkeit, der Wahrnehmung, der geistigen Aufnahmekapazität, des Merk- und Denkvermögens und Verkürzung der Reaktionszeit. Ferner ist eine leichte Euphorie möglich. Diese zentralnervösen Wirkungen sind bei hellwacher Ausgangslage nicht nachweisbar.
- Es kommt zu einem Pulsanstieg, der Blutdruck bleibt konstant.
- Gefäßerweiterung an Lungen, Nieren und Herz; Gefäßverengung an den Hirngefäßen mit Senkung des intrakraniellen Druckes,
- Steigerung der Atemfrequenz und Atemtiefe,
- entspannende Wirkung auf die Bronchialmuskulatur,
- Steigerung der Lipolyse und Erhöhung freier Fettsäuren im Blut,
- Grundumsatzsteigerungen,
- Diurese (vermehrter Harnfluß).

Im Sport kann Koffein Ausdauerleistungen erhöhen, nicht aber kurzzeitige Maximalleistungen oder die Maximalkraft.

Als Nebenwirkungen und Risiken sind eine mäßige Toleranzentwicklung mit Abschwächung der Wirkung zu nennen, außerdem Übelkeit und Erbrechen, Herzrasen, Herzrhythmusstörungen, Blutdrucksteigerungen und -abfälle, Stoffwechselerhöhungen und evtl. Steigerungen der Körpertemperatur. Zentralnervöse Nebenwirkungen sind Ruhelosigkeit, Schlaflosigkeit, Angstzustände und Krampfanfälle.

Alle Methylxanthine (Koffein, Theophyllin, Theobromin) sind sich in der Art der Wirkungen und Nebenwirkungen ähnlich. Beim Absetzen kann es für einige Tage zu leichten Entzugserscheinungen wie Müdigkeit, Kopfschmerz und Antriebslosigkeit kommen. Diese Nebenwirkungen ergeben sich in der Regel aus Überdosierungen der Substanzen; eine chronische Zufuhr in geringen Dosierungen (täglicher Kaffeegenuß) bewirkt keine Organschädigungen. Einige Erkrankungen, z. B. Magen-Darm-Geschwüre oder Herz-Kreislauf-Erkrankungen, können allerdings verstärkt oder ungünstig beeinflußt werden.

4. Analeptika wirken stimulierend auf die zentralen Atem- und Kreislaufzentren. Sie steigern die Aktivität verschiedener zentralnervöser Strukturen, weshalb sie im Ausdauersport und im Kampfsport verbreitet sind. Analeptika haben keine direkten Wirkungen auf periphere Organe; verläßliche Studien über Leistungssteigerungen sind nicht bekannt.

5. Narkotika, z. B. Morphine oder Opiate, werden bei langandauernden und erschöpfenden Belastungen (Ausdauersportarten) angewandt. Sie unterdrücken die Schmerzempfindung, wirken euphorisierend und rufen besonders in Kombination mit Stimulantien einen Leistungsrausch mit Überschreiten der körperlichen Warnsignale hervor.

Die wichtigste Nebenwirkung der Narkotika ist eine Stimmungsveränderung. Sie wird meist als Euphorie, seltener als Übellaunigkeit erlebt. Auch mit weiteren psychischen Veränderungen wie Schläfrigkeit, Denk- und Wahrnehmungsstörungen und einer Beeinträchtigung der Koordination ist zu rechnen. Besonders in Kombination mit Amphetaminderivaten kann es zu lebensbedrohlichen Erschöpfungszuständen kommen. Weitere wichtige Nebenwirkungen sind die Dämpfung des Atemantriebes und in seltenen Fällen Übelkeit, Blutdruck- und Pulsabfall. Für Diabetiker ist vor allem das Ausschalten oder Unterdrücken körperlicher Warnsignale von Bedeutung, weil hierdurch die Unterzuckerungswahrnehmung stark eingeschränkt wird. Diese Substanzen zeigen alle eine Toleranzentwicklung und bergen ein erhebliches Suchtpotential.

Betablocker werden vor allem in solchen Sportarten angewandt, in denen es auf konzentrative Leistungen, d. h. die „innere Ruhe", ankommt und die körperliche Leistung nur eine untergeordnete Rolle spielt, wie z. B. Schießen, Bogenschießen, Golf. In anderen Sportarten werden sie zur Beruhigung vor dem Start und im Wettkampf eingesetzt.

Betablocker mindern die Übertragung der sympathischen Aktivität auf die Organe und schirmen diese vor Streßimpulsen ab. Bei gesteigerter sympathischer Aktivität, egal ob durch emotionale oder körperliche Belastungen ausgelöst, haben Betablocker stärkere Wirkungen als im Ruhezustand. Unter Belastungen werden Pulssenkungen von 50 Schlägen/min und mehr bewirkt. Betablocker dämpfen das Herz-Kreislauf-System und reduzieren die Kontraktionskraft der Herzmuskulatur, die Herzfrequenz, die Erregungsleitung im Herzen und den Blutdruck.

Als wichtigste Nebenwirkung ist die Minderung der maximalen und auch der submaximalen körperlichen Leistungsfähigkeit zu nennen. Das Herz-Kreislauf-System kann nicht maximal stimuliert werden, es kommt zu einer Schwächung des Herzmuskels und damit zu verkürzten Erschöpfungszeiten. Die Anwendung von Betablockern verbietet sich demgemäß in Sportarten, in denen Maximalleistungen gefordert werden. Als weitere Nebenwirkungen sind Schwindel, Müdigkeit und Schlafstörungen möglich; vorhandene Krankheiten wie Asthma bronchiale oder Herzmuskelschwäche können verstärkt werden.

Der Diabetiker sollte wissen, daß Betablocker die Unterzuckerungssymptome völlig ausschalten können.

Alkohol wird in kleinen Mengen in Sportarten mit konzentrativen Anforderungen eingesetzt. Wichtigstes Anwendungsgebiet ist der Schießsport. In anderen Disziplinen wird Alkohol in der Absicht angewandt, sich Mut anzutrinken und sich auszulassen, aber auch zur Entspannung und Beruhigung. Er wird ferner in Ausdauersportarten in Kombination mit Stimulantien verwendet. Die Wirkungen des Alkohols hängen stark von der jeweiligen Blutalkoholkonzentration ab. Bereits ab ca. 0,2 Promille sieht man eine zentrale Stimulation: leichte Euphorie, Motivationsförderung, Gefühl der

Stärke und eine spannungslösende und beruhigende Wirkung, eine vermehrte Hautdurchblutung durch die Erweiterung der Hautgefäße und ein Wärmegefühl. In Sportarten mit hohen konzentrativen Anforderungen sind im niedrigen Dosisbereich leistungssteigernde Effekte möglich. In Betracht kommen eine Minderung des Händetremors, das Gefühl der höheren Selbsteinschätzung und darüber eine Minderung der Wettkampfangst, eine emotionale Spannungslösung und Beruhigung sowie eine Reduktion der Wahrnehmung äußerer Reize und Störungen.

In Ausdauer- und Kraftsportarten ist keine Leistungssteigerung feststellbar, vielmehr können selbst kleine Alkoholdosen die Muskelleistung deutlich verringern. Oberhalb einer Blutalkoholkonzentration von ca. 0,3 bis 0,5 Promille kommt es auch in den konzentrativen Sportarten zu Leistungsminderungen.

Alkohol birgt eine große Suchtgefahr, eine Toleranzentwicklung tritt aber kaum auf.

Alkohol blockiert die Zuckerfreisetzung in der Leber, wodurch schwere Unterzuckerungen möglich sind, die dann leicht als Alkoholrausch mißdeutet werden.

Dieses Risiko besteht allerdings nur beim Genuß größerer Alkoholmengen und ist unterhalb eines Blutalkoholgehaltes von 0,3 bis 0,5 Promille als gering einzustufen.

Diuretika vergrößern den Harnfluß und werden vor allem in Sportarten mit Gewichtsklasseneinteilungen zur kurzfristigen Verminderung des Körpergewichts („Abkochen", „Gewichtmachen") eingesetzt. Außerdem benutzt man sie gerne, um die Konzentration anderer Substanzen im Urin zu vermindern und damit deren Nachweis bei Dopingkontrollen zu erschweren; Diuretika selbst sind nämlich nicht von allen Sportverbänden verboten.

Diuretika werden in der Medizin zur Behandlung von Bluthochdruck, ungenügender Herzauswurfleistung und bei Ödemen (Flüssigkeitseinlagerungen im Gewebe) eingesetzt. Ihre Nebenwirkungen resultieren aus den Wasser- und Elektrolytverlusten; es handelt sich hierbei um alle Formen von Kreislaufregulationsstörungen sowie Magen-

und Darmstörungen. Der Muskelglykogengehalt wird vermindert, und die körperliche Leistungsfähigkeit, sowohl die Maximalkraft als auch die Ausdauerleistung, sinkt erheblich ab.

In aller Regel wird der Diabetiker unter Diuretikaeinnahme seine Insulindosierung erhöhen müssen.

Durch die Verringerung des Muskelglykogengehaltes wird nämlich weniger Glukose aus dem Blut in die Glykogenspeicher übernommen, wodurch es zu einem Blutzuckeranstieg kommen kann.

Erythropoetin ist ein menschliches Hormon, welches die Bildung roter Blutzellen im Knochenmark anregt. Die vermehrte Zahl roter Blutkörperchen führt zu einer Steigerung der maximalen Sauerstoffaufnahmefähigkeit und damit der Ausdauerleistung. Erythropoetin ist als Medikament zugelassen.

Als Nebenwirkung kann es zu Blutdruckerhöhungen und Gefäßverschlüssen (Thrombosen) kommen.

Da sich unter dieser Medikation weniger Zucker-Hämoglobin im Blut befindet, als es dem vergangenen Blutzuckerverlauf entspricht, werden „falsch" niedrige HbA_1-Werte gemessen. Diese Möglichkeit, seine Stoffwechsellage der letzten Wochen zu kontrollieren, ist dem Diabetiker somit genommen.

Mit der Frage nach der Auswahl der geeigneten Arzneimittel stellt sich auch die nach einer sinnvollen Dosierung, unter der die erwünschte Wirkung einsetzen soll. Dies werden Arzt und Athlet in jedem Einzelfall individuell entscheiden müssen. Zu bedenken ist, daß Medikamente in erster Linie entwickelt worden sind, um irgendwelche Krankheitsbilder zu behandeln, nicht aber, um die Leistungsfähigkeit eines Gesunden in bester körperlicher Verfassung noch weiter zu erhöhen. Einen solchen leistungssteigernden Effekt wird der Sportler meist nur bei untherapeutisch hohen Dosierungen feststellen können, womit natürlich auch ein erhöhtes Risiko unerwünschter Nebenwirkungen oder Wechselwirkungen mit anderen Arzneimitteln (z. B. Antidiabetika) einhergeht. Vor allem bei einer Dauer- oder Langzeiteinnahme ist dieser Aspekt von Bedeutung. Durch regelmäßige Kontrollen (Bestimmung der Blutspiegel, Puls- und Blutdruckkontrollen, EKG und Belastungs-EKG) müssen sich Arzt und Athlet bei einer Langzeitanwendung vergewissern, ob eine weitere Medikation noch vertretbar und sinnvoll ist.

Nicht zuletzt die gesundheitlichen Risiken einer (übermäßigen) Medikamenteneinnahme waren auslösend für die Einführung von Dopingbestimmungen in den einzelnen Sportverbänden, daneben noch sportethische Gründe (Fairneß).

Unter Doping verstehen wir den Gebrauch oder die Anwendung verbotener Wirkstoffgruppen oder Methoden mit dem Ziel einer künstlichen und unfairen Steigerung der sportlichen Leistung. Dies betrifft also einmal die Verabreichung körperfremder Substanzen oder aber den Gebrauch natürlicher Stoffe in abnormaler Form oder auf abnormalem Wege. Welche Wirkstoffgruppen oder Methoden unter den Dopingbegriff fallen und somit verboten sind, regeln die Sportverbände in ihren individuellen Bestimmungen. Der Sportler, sein Trainer und sein Arzt müssen diese Vorschriften kennen und beachten. Es ist durchaus möglich, daß eine Substanz in einem Sportverband verboten, in einem anderen aber erlaubt ist. An dieser Stelle sollte auch erwähnt werden, daß eine ganze Reihe von Sportverbänden entweder gar keine oder aber sehr großzügige Dopingbestimmungen hat. Die Dopingliste des Internationalen Olympischen Komitees (IOC) hat eine gewisse Vorbildfunktion für alle Sportverbände, sie ist aber nur für diejenigen verbindlich, die diesem Reglement unterstehen. Diese Dopingliste stuft Stimulantien, Narkotika, anabole Steroide, Betablocker und Diuretika als verbotene Wirkstoffgruppen ein, Alkohol, Lokalanästhetika und Corticosteroide als nur mit Einschränkungen zugelassene Wirkstoffgruppen.
Dopingbestimmungen haben nur dann einen Sinn, wenn ihre Einhaltung durch routinemäßige Kontrollen überwacht wird; Voraussetzung hierfür ist die Nachweisbarkeit eines verbotenen Wirkstoffes. Der Nachweis muß auch auf dessen Metaboliten ausgerichtet werden - es nutzt schließlich nichts, auf Ausgangssubstanzen zu untersuchen,

wenn diese weitgehend abgebaut sind und als solche gar nicht mehr ausgeschieden werden. Als logische Konsequenz ergibt sich hieraus, daß eine Kontrolle erfolgen muß, bevor eine Substanz so weit exkretiert wurde, daß die Nachweisgrenzen unterschritten werden.

Für die Nachweisbarkeit von Stimulantien, Narkotika, Betablockern und Diuretika ergeben sich hier keine Schwierigkeiten, da sie erst kurz vor dem Wettkampf eingenommen werden. Anders ist die Sachlage bei anabolen Steroiden. Sie haben eine über ihre Einnahme hinausgehende Langzeitwirkung, weshalb ihre Einnahme weit ins Vorfeld der Wettkampfkontrolle verlagert wird. Vor Wettkämpfen werden sie rechtzeitig abgesetzt, so daß sie zum Zeitpunkt der Kontrolle ausgeschieden und somit nicht mehr nachweisbar sind. Bei Depotpräparaten anaboler Steroide kann sich durch die langsame Freisetzung die Nachweisbarkeit in den Bereich von Monaten verlängern.

Die diabetische Stoffwechsellage allein beeinflußt die Ausscheidungsrate einer Substanz nicht.

Für den Sportler, vor allem für den kranken Sportler, ist eine medikamentöse Behandlung meist ein wichtiger Faktor der Trainings- und Wettkampffähigkeit. *Arzt und Athlet müssen darauf achten, daß die verabreichten Arzneimittel keine als Dopingmittel eingestuften Substanzen erhalten.* Bei Auslandsaufenthalten sollten deshalb bekannte und bewährte Medikamente prophylaktisch mitgeführt werden.

Vor allem bei der Behandlung folgender Erkrankungen oder Verletzungszustände kann es zu Konflikten mit Dopingbestimmungen kommen:

- Infektionskrankheiten, insbesondere Virusinfektionen wie Grippe und Erkältungskrankheiten: Zahlreiche Husten- und Schnupfenmittel enthalten sympathomimetische Amine (Ephedrin und seine Abkömmlinge), welche als Dopingmittel aufgeführt sind. Fiebersenkende Mittel bestehen oft aus einer Kombination von Wirkstoffen und enthalten u. a. Kodein und Koffein. Kodein ist außerdem Bestandteil vieler Hustenmittel.

- Asthma bronchiale: Für Fälle, in denen Sportler von dieser Atemwegserkrankung betroffen sind, hat das IOC die Verwendung folgender Wirkstoffe jeweils in der Darreichungsform als Dosieraerosol gestattet: Orciprenalin (Handelsname Alupent®),

Salbutanol (Handelsname Sultanol®), Ipratropiumbromid (Handelsname Atrovent®).

- Schmerzzustände: Schmerz ist ein Warnsignal zum Schutz vor weiterer Gewebsschädigung. Bei Ausschaltung des Schmerzes fällt dieser natürliche Schutz weg, und Verletzungszustände können sich chronifizieren. Der Athlet muß im Einzelfall abwägen, was einerseits für ihn wichtig und andererseits auch gesundheitlich vertretbar ist. Man sollte sich darüber im klaren sein, daß Verletzungszustände im allgemeinen mit einer Leistungsminderung einhergehen, und daß die volle Leistungsfähigkeit erst nach Ausheilung zu erwarten ist. Entschließt sich der Arzt zu einer medikamentösen Therapie, welche die Wettkampffähigkeit kurzfristig wiederherstellen soll, dann sollte er bedenken, daß stark wirksame Schmerzmittel aus der Gruppe der Opiode (Morphin und morphinähnliche Wirkstoffe) als Dopingmittel generell verboten und Corticosteroide und Lokalanästetika nur mit Einschränkungen zulässig sind. Eingesetzt werden dürfen nicht-steroidale Analgetika und Antiphlogistika. Dies sind die verbreiteten Fieber- und Schmerzmittel Salizylate, Pyrazolonderivate und Anilinderivate. Vorsicht ist bei Kombinationspräparaten geboten, die Kodein und Koffein enthalten und mitunter prophylaktisch vor dem Training oder vor Wettkämpfen eingenommen werden.

- Bluthochdruck: Betablocker und Diuretika sind nach den Bestimmungen des IOC auch bei medizinischer Indikation verboten, weshalb auf andere Wirkstoffe ausgewichen werden muß. Der Diabetiker wird auf Betablocker wegen der damit verbundenen Einschränkung der Hypoglykämiewahrnehmung ohnehin nur mit Vorbehalten zurückgreifen.

Für die Medikation eines Leistungssportlers kommen im übrigen eine ganze Reihe von Wirkstoffen in Frage, die nicht auf offiziellen Dopinglisten stehen. Es handelt sich dabei um chemisch synthetisierte wie auch um natürlich vorkommende Substanzen. Sie werden oftmals prophylaktisch eingenommen und sollen u. a. den Knorpelaufbau verbessern, die körpereigene Abwehr stärken, die Leistung steigern, die Regenerationszeit verkürzen, den Kreislauf unterstützen, die Sauerstoffaufnahme erleichtern, die Umsetzung der Substrate in Energie verbessern, die Psyche stärken, Anpassungsschwierigkeiten an ein anderes Klima vermeiden helfen oder sportbedingte Organschädigungen verhindern.

Zumindest eine suggestive Wirkung ist immer in Rechnung zu stellen, wenn Arzneimittel mit dem Hinweis verabreicht werden, sie seien leistungssteigernd. Mir sind mehrere Fälle bekannt, in denen Sportler harmlose Hefetabletten oder Mineralstoffpräparate schluckten in dem Glauben, es wären hochwirksame anabole Steroide - und erstaunenswerte Leistungssteigerungen erzielten!

Bei der Einnahme aller Arzneimittel sollten nicht nur deren Wirkungen, Nebenwirkungen und Wechselwirkungen mit sonstigen Medikamenten (insbesondere Antidiabetika) bedacht werden, sondern auch ihr psychotroper Einfluß. Es bestehen enge Zusammenhänge zwischen biochemischen und emotionalen Prozessen, in deren Folge sich kurz- bis mittelfristig durchaus Veränderungen z. B. im Sozialverhalten und mittel- bis langfristig sogar charakterliche Veränderungen ergeben können. Auch im Hinblick auf eine mögliche Abhängigkeit nach längerfristiger Einnahme (Suchtproblematik) dürften psychische Wirkungen von Bedeutung sein.

Zu guter Letzt noch zu einer sehr bedeutungsvollen Frage, die im Zusammenhang mit der medikamentösen Versorgung des Leistungssportlers immer wieder gestellt wird: Macht man sich möglicherweise strafbar, wenn man leistungssteigernde Medikamente einnimmt?

Aus juristischer Sicht gibt es eine ganze Reihe von Punkten zu bedenken. Der wohl wichtigste: Die Einnahme leistungssteigernder Substanzen ist strafrechtlich nicht anzugreifen, solange man dabei nicht gegen sonstige Gesetze (z. B. das Betäubungsmittelgesetz) verstößt.

Wohl aber können die Statuten der Sportverbände Sanktionen für überführte Dopingsünder vorsehen, beispielsweise Wettkampfsperren oder auch Geldbußen. Der Schmuggel aus dem Ausland ist als Zollvergehen strafbar, zudem ist auf jeden Fall mit der Beschlagnahme zu rechnen. Wer Arzneimittel weitergibt, ohne Apotheker zu sein, bzw. wer als Apotheker rezeptpflichtige Mittel ohne Verordnung abgibt, verstößt gegen das Arzneimittelgesetz und kann mit empfindlichen Geld- und Freiheitsstrafen belegt werden. Bekanntschaft mit dem Staatsanwalt macht auch, wer ohne die erforderliche Genehmigung Arzneimittel selbst herstellt und an andere weitergibt. (Sich selbst vergiften ist jedoch erlaubt!). Als Betrüger kann bestraft werden, wer Fälschungen für teures Geld verkauft (beispielsweise Süßstofftabletten als Amphetamine oder billige Vitamintabletten als Anabolika). Und wer gar einem anderen Substanzen ohne sein Einverständnis zuführt (beispielsweise der Trainer, der einem Sportler ein Medikament ins Essen mischt), wird mit Sicherheit und zu Recht für längere Zeit aus dem Verkehr gezogen.

Sachwortregister

Literaturverzeichnis

I. Allgemeine Einführungen/Enzyklopädien mit Beiträgen zu mehreren Kapiteln/ weiterführende Literatur zu den Kapiteln „Der diabetische Leistungssportler, sein Arzt und sein Trainer", „Freizeitsportler oder Leistungssportler?" und „Einführung in die Terminologie der Trainingslehre"

Deschka K: Trainingslehre und Organisationslehre des Sports, Österreichischer Bundesverlag für Unterricht, Wissenschaft und Kunst, Wien 1961
Forstreuther H: Gymnastik, Limpert, Bad Homburg v. d. H. 1986
Grosser M, Starischka S, Zimmermann E: Konditionstraining, BLV, München 1985
Harre D: Trainingslehre, Sport & Gesundheit, Berlin 1986
Hollmann W, Hettinger Th: Sportmedizin - Arbeits- und Trainingsgrundlagen, Schattauer, Stuttgart 1990
Jonath U, Krempel R: Konditionstraining, Rowohlt, Reinbek 1985
Kirsch A: Sport und Sportunterricht, K. Hofmann, Schorndorf 1984
Letzelter M: Trainingsgrundlagen, Rowohlt, Reinbek 1983
Markworth P: Sportmedizin, Rowohlt, Reinbek 1983
Meinel K: Bewegungslehre, Volk und Wissen, Berlin 1971
Mellerowicz H, Meller W: Training. Biologische und medizinische Grundlagen und Prinzipien des Trainings, Springer, Berlin 1984
Nett T: Der Sprint, Bartels & Wernitz, Berlin 1974
Röthig P (Hrsg.): Sportwissenschaftliches Lexikon, K. Hofmann, Schorndorf 1992
Schmolinsky G: Leichtathletik, Sportverlag Berlin, Berlin 1977
Seybold A: Schulgymnastik 1 und 2, K. Hofmann, Schorndorf 1980
Sternad D: Gymnastik, BLV, München 1989
Tschiene P: Das Training des jugendlichen Leichtathleten, K. Hofmann, Schorndorf 1979
Willimczik K, Roth K: Bewegungslehre, Reinbek 1980

II. Weiterführende Literatur zum Kapitel „Trainingsperiodisierung"

Matwejew LP: Periodisierung des sportlichen Trainings, Bartels & Wernitz, Berlin 1978

III. Weiterführende Literatur zum Kapitel „Die Steuerung der sporttechnischen Vervollkommnung"

Djatschkow WM: Die Steuerung und Optimierung des Trainingsprozesses, Bartels & Wernitz, Berlin 1977
Grosser M, Neumaier A: Techniktraining, BLV, München 1982

IV. Weiterführende Literatur zum Kapitel „Ausdauertraining"

Grosser M, Neumaier A: Kontrollverfahren zur Leistungsoptimierung, K. Hofmann, Schorndorf 1988

Grosser M, Starischka S: Konditionstests, BLV, München 1986

Grosser M, Zintl F: Training der konditionellen Fähigkeiten, K. Hofmann, Schorndorf 1994

Jonath U, Haag E, Krempel R: Leichtathletik I - Laufen und Springen, Rowohlt, Reinbek 1977

Kindermann W, Kenl J: Anaerobe Energiebereitstellung im Hochleistungssport, K. Hofmann, Schorndorf 1977

Lydiard A: Jogging mit Lydiard, Meyer & Meyer, Aachen 1994

Lydiard A: Laufen mit Lydiard, Meyer & Meyer, Aachen 1987

Nabatnikowa MJ: Die spezielle Ausdauer des Sportlers, Bartels & Wernitz, Berlin 1976

Nett, T: Modernes Training weltbester Mittel- und Langstreckler, Bartels & Wernitz, Berlin 1977

Zintl F.: Ausdauertraining - Grundlagen, Methoden, Trainingssteuerung, BLV, München 1994

V. Weiterführende Literatur zum Kapitel „Krafttraining"

Adam K, Werschoshanskij J: Modernes Krafttraining im Sport, Bartels & Wernitz, Berlin 1979

Bredenkamp A, Hamm M: Trainieren im Sportstudio, Fitneß Contour, Rödinghausen 1993

Ehlenz H, Grosser M, Zimmermann E: Krafttraining, BLV, München 1985

Gundlach H (Hrsg.): Leichtathletik Wurf und Stoß, Sport & Gesundheit, Berlin 1991

Hettinger T: Isometrisches Muskeltraining, ecomed, Landsberg 1993

Jonath U, Haag E, Krempel R: Leichtathletik 2 - Werfen und Mehrkampf, Rowohlt, Reinbek 1977

Kieser W: Krafttraining, Falken-Bücherei, Niedernhausen 1996

Kunz HR u. a.: Krafttraining, Thieme, Stuttgart 1990

Kusnezow VV: Kraftvorbereitung, Sportverlag Berlin, Berlin 1975

Lukjanow MT, Falamejow AI, Menchin JW: Gewichtheben für Jugendliche, K. Hofmann, Schorndorf 1972

Mentzer M: Heavy duty. Eine logische Einstellung zum Muskelaufbau, ABM Fitneß- und Kraftsportverlag, München 1979

Murray A: Modernes Krafttraining, Weinmann, Berlin 1990

Nett T: Leichtathletisches Muskeltraining, Bartels & Wernitz, Berlin 1970

Pearl B: Wege zum idealen Körper, ABM Fitneß- und Kraftsportverlag, München 1981

Roth H, Gold G: Das allgemeine und spezielle Muskelkrafttraining, Bartels & Wernitz, Berlin 1969

Schneider E: Krafttraining für Kung Fu und Karate. Mit großem Ernährungsteil, Wu Shu-Verlag, Burg 1989
Schulz HJ: Bodyforming für Frauen, imv Inform & Medien, Stuttgart 1995
Zatsiorsky VM: Krafttraining, Meyer & Meyer, Aachen 1996

VI. Weiterführende Literatur zu den Kapiteln „Diabetes - Was ist das?" und „Diabetes und Leistungssport - Leistungssport und Diabetes"

Froesch ER, Schoenle E: Diabetes - daran denken, erkennen, beherrschen, Thieme, Stuttgart 1994
Hamm: Allgemeinmedizin, Thieme, Stuttgart 1993
Howorka K: Insulinabhängig?, Kirchheim, Mainz 1988
Jörgens V, Berger M, Grüßer M: Mein Buch über den Diabetes mellitus, Kirchheim, Mainz 1994
Kemmer F: Diabetes und Sport ohne Probleme, Kirchheim Mainz 1995
Lieckfeld P: Wie man mit Zucker leben kann, Droemer-Knaur, München 1989
Mehnert E, Standl E: Handbuch für Diabetiker, TRIAS/Thieme, Stuttgart 1991
MSD Sharp & Dohme (Hrsg.): MSD-Manual der Diagnostik und Therapie, Urban- & Schwarzenberg, München 1984
Schattler G (Hrsg.): Innere Medizin, Thieme, Stuttgart 1990
Willms B: Was ein Diabetiker alles wissen muß, Kirchheim, Mainz 1995
Zuppinger K, Gamborn R, Götz Chr: Du und ich sind zuckerkrank, Hans Huber BRO, Bern

VII. Weiterführende Literatur zum Kapitel „Die Ernährung des Sportlers"

Arndt K: Leistungssteigerung durch Aminosäuren, novagenics, Arnsberg 1993
Arndt K: Power food - Basisernährung für optimalen Muskelaufbau, novagenics, Arnsberg 1995
Arndt K: Die Steroid-Alternative, novagenics, Arnsberg 1993
Bredenkamp A: Das Ernährungssystem für Fitneß und Gesundheit, Fitneß Contour, Rödinghausen 1992
Chantelau E: Das Diabetes Diät-Dilemma, Kirchheim, Mainz 1993
Dahmen B: Optimale Ernährung für Krafttraining und Bodybuilding, Falken-Bücherei, Niedernhausen 1996
Horn H, Schill G: Kochbuch für Bodybuilder und Fitneß-Sportler, Horn-Verlag, Bruchsal 1987
Konopka P: Sporternährung, BLV, München 1986
Lübke D, Willms B: Kochbuch für Diabetiker, TRIAS/Thieme, Stuttgart 1990
Nöcker J: Die Ernährung des Sportlers, K. Hofmann, Schorndorf 1987
Zittlau D: Sport und Vitamine, Thales, Essen 1991

VIII. Weiterführende Literatur zum Kapitel „Die psychologische Betreuung des Sportlers"

Atkinson JW: Einführung in die Motivationsforschung, Klett-Cotta, Stuttgart 1975
Baumann S: Praxis der Sportpsychologie, BLV, München 1986
Baumann S: Psychologie im Sport, Meyer & Meyer, Aachen 1993
Brocher T: Zwischen Angst und Übermut, Econ, Düsseldorf 1993
Bühler Ch: Psychologie im Leben unserer Zeit, Droemer-Knaur, München 1986
Cofer CN: Motivation und Emotion, Juventa, München 1979
Eberspächer H: Sportpsychologie, Rowohlt, Reinbek 1993
Freud S: Zur Psychopathologie des Alltagslebens, Fischer TB, Frankfurt a. M. 1994
Gabler H u. a.: Einführung in die Sportpsychologie, K. Hofmann, Schorndorf 1993
Hahn E u. a.: Fanverhalten, Massenmedien und Gewalt im Sport, K. Hofmann, Schorndorf 1988
Hermann Th (Hrsg.): Handbuch psychologischer Grundbegriffe, Koesel, München 1977
Knoll L: Lexikon der praktischen Psychologie, Lübbe, Bergisch Gladbach 1979
Lüscher M: Lüscher-Diagnostik. Wer bist du eigentlich? Der ehrliche Blick ins Innere. Econ, Stuttgart 1991
Lüscher M: Lüscher-Würfel. Zur Selbsterfahrung und Persönlichkeitsbeurteilung, Econ, Stuttgart 1991
Mann L: Sozialpsychologie, Psychologie Verlags Union, Weinheim 1994
Meyer WU: Leistungsmotiv und Ursachenerklärung von Erfolg und Mißerfolg, Klett, Stuttgart 1973
Oerter R, Montada L (Hrsg.): Entwicklungspsychologie, Psychologie Verlags Union, Weinheim 1995
Rohracher H: Einführung in die Psychologie, Psychologie Verlags Union, Weinheim 1988
Zittlau J: Psycho-Hilfe für jedermann, Rasch & Röhring, Hamburg 1995

IX. Weiterführende Literatur zum Kapitel „Die medikamentöse Versorgung des Sportlers"

Bredenkamp A: Doping im Bodybuilding, Fitneß contour, Rödinghausen 1990
Bundesverband der Pharmazeutischen Industrie e. V. (Hrsg.): Rote Liste 1996, ECV Editio Cantor Verlag, Aulendorf 1995
Clark TC: Roids I - Anabole Steroide, Hempel, Lebach 1988
Clark TC: Roids II - Wettkampfvorbereitung, Hempel, Lebach 1988
Clark TC: Roids III - HGH-Wachstumshormone, Hempel, Lebach 1988
di Pasquale MG: Nebenwirkungen anaboler Steroide, novagenics, Arnsberg 1993
Kamber M: Doping im Sport, Verlag Eidgenössische Sportschule, Magglingen 1990
Krüskemper HC: Anabole Steroide, Thieme, Stuttgart 1965
Kuschinsky K: Kurzes Lehrbuch der Pharmakologie, Thieme, Stuttgart 1972
Langbein K, Martin HP, Weiss H: Bittere Pillen, Kiepenheuer & Witsch, Köln 1996
Lünsch H: Doping im Sport, perimed spitta, Balingen 1991

Meyers FH: Lehrbuch der Pharmakologie, Springer, Berlin 1975
Mutschler E: Arzneimittelwirkungen, Volk und Wissen, Stuttgart 1973
Sehling M: Doping im Sport, BLV, München 1989
Taylor W: Anabole Steroide im Leistungssport, novagenics, Arnsberg 1990
Zittlau D: Alles was stark macht, Zenon, Düsseldorf 1993
Zittlau D: Der Hang zur Droge, Zenon, Düsseldorf 1986
Zittlau D, Strzeletz J: Muskeln durch Drogen, Zenon, Düsseldorf 1985

X. Weiterführende Literatur mit Beiträgen zur Anatomie und Biologie des Menschen

Nöcker J: Die biologischen Grundlagen der Leistungssteigerung durch Training, K. Hofmann, Schorndorf 1989
Nöcker J: Physiologie der Leibesübungen, Enke, Stuttgart 1988
Stegemann K: Leistungsphysiologie, Thieme, Stuttgart 1991
Tittel K: Beschreibende und funktionelle Anatomie des Menschen, G. Fischer, Jena 1994
Vannini V, Pogliani G: Bildatlas des menschlischen Körpers, Falken-Bücherei, Niedernhausen 1986
Zatsiorskij VM: Die körperlichen Eigenschaften des Sportlers, Bartels & Wernitz, Berlin 1972